DA ZERO A BENESSERE

I 4 pilastri fondamentali per raggiungere il benessere psicofisico, ottenere il corpo che desideri e diventare una fonte inesauribile di energia

Dott. Foriglio

A mia madre e mio padre,

dal giorno zero,

la mia più grande fortuna.

Sommario

Prefazione

A cura di Alessandro Fattorini

È capitato anche a me, come a chiunque si approcci a qualcosa di nuovo, di avere quella curiosità e quella voglia di scoprire e apprendere.

E ciò che è più importante è avere l'intelligenza necessaria a raggiungere lo stato mentale che mette il nostro cervello nella condizione di captare ogni messaggio recepito dall'esterno, di ascoltare, di farci consigliare.

Ebbi la fortuna di incontrare Andrea in una giornata come le altre, durante una routine quotidiana che terminava spesso con una seduta di allenamento in palestra.

A quei tempi, in un periodo post-natalizio, la struttura nella quale svolgevo attività fisica non consentiva di allenarsi serenamente, complice il sovraffollamento. Tantomeno permetteva di avere un'assistenza costante da parte degli istruttori.

Fu qui che, durante l'esecuzione di un esercizio di forza, si avvicinò questo ragazzo a me sconosciuto che mi indicò alcuni accorgimenti in merito all'esercizio con i quali avrei ottenuto maggiori benefici.

"Facile", penserete, "quello è il ruolo di un istruttore" e invece no, in quel momento Andrea era un ragazzo come tutti gli altri, che si allenava in palestra e studiava all'Università, ma con una marcia in più; già si notava.

Occhio di riguardo verso il prossimo, consigli chiari e decisi con la sicurezza di chi già sapeva chiaramente cosa stava dicendo e, nonostante la giovanissima età (da poco maggiorenne), era già proiettato nella sua brillante carriera che, da lì a poco, sarebbe iniziata.

Accettai volentieri quel consiglio e in breve tempo, quando iniziò a lavorare, decisi di affidarmi a lui in quanto avevo l'obiettivo di trasformare il mio fisico.

Sono sempre stato magro, ho sempre avuto il desiderio di migliorarmi fisicamente, ma non avevo mai avuto una guida. Ad oggi posso dire che non potevo fare scelta migliore.

Passarono le prime settimane e i risultati non tardarono ad arrivare. In breve tempo ottenni tutto ciò che desideravo, anzi più di che quello che mi sarei mai immaginato.

Seguendo per filo e per segno tutto ciò che lui mi consigliava, col passare del tempo costruimmo un rapporto che andava oltre quello del "maestro e allievo". Diventammo grandi amici, sì, perché Andrea, oltre a essere un professionista fuori dal comune, è anche una persona con un cuore immenso, umile, generoso e pronto ad aiutare il prossimo. Per questo si fa volere bene da tutti!

Continuai il mio percorso con lui, costantemente motivato, senza tralasciare alcun aspetto che Andrea curava nei minimi dettagli, dalla chiamata quando non mi presentavo in palestra, a ciò che avrei potuto fare per arrivare sempre più in alto.

In poco tempo è riuscito a incrementare la mia forza mentale, o meglio, me l'ha tirata fuori. Come mi ripete sempre lui "Il merito è tutto tuo, io sono qui solo per guidarti nel migliore dei modi, poi sei tu che decidi di cambiare e prendere in mano la tua vita. Non tutti ci riescono, altrimenti in questo mondo saremmo tutti perfetti, ricchi, belli...invece non è così, il cambiamento deve venire da dentro".

Tutto questo può sembrare banale, già visto, già sentito. Non dobbiamo sottovalutare un dettaglio però: grazie a lui, alla passione che mi ha trasmesso, a tutti i consigli che ho accettato e anche grazie alla mia curiosità, oggi ho intrapreso la carriera di Personal Trainer, basandomi su tutti i suoi insegnamenti e su tutti i valori da lui trasmessi.

Nel Giugno del 2021, Andrea, ormai noto come il Dott. Foriglio, ha aperto il suo studio esclusivo per il benessere psicofisico della persona e indovinate chi ha scelto come figura principale di Trainer per il suo centro? Proprio me. E di questo gli sono veramente grato.

Una storia straordinaria da raccontare: la storia di due sconosciuti che diventano amici, poi colleghi e ora hanno l'ambizione di portare salute e benessere nel mondo.

Ad oggi, se sono quel che sono dal punto di vista fisico e professionale, lo devo soltanto ad una persona: al mio coach, al mio grande amico, Andrea.

Alessandro Fattorini

Premessa

Queste mie pagine di ricerca, studio e analisi che sono a condividere con te, caro lettore, nascono dalle mie esperienze dirette, dagli studi che ho svolto e continuo a svolgere ogni giorno. Tutto quello che leggerai a breve è stato verificato sul campo attraverso sperimentazioni, allenamenti e test, e nulla impedisce che in futuro possa essere soggetto a modifiche.

Da questo punto di vista l'autore non può garantire l'assenza di errori o sviste e non si assume la responsabilità che le informazioni all'interno del libro siano utilizzare in maniera errata.

Gli insegnamenti contenuti in questo testo, le pratiche, le spiegazioni e le nozioni sono da intendere a puro scopo informativo e non possono in alcun modo sostituirsi ad una diagnosi o a una prescrizione medica.

Mi rivolgo in queste pagine soprattutto a maggiorenni e a persone in buono stato di salute: le mie parole non vanno a sostituire cure mediche o psicologiche né possono porsi come base diagnostica di specifiche problematiche.

Il mio intento è fornirvi una conoscenza globale, completa e sicura: il mio consiglio, per qualsiasi necessità psicofisica di livello importante è di consultare una delle figure sopracitate (medico, psicologo, nutrizionista) e non procedere mai da soli nella risoluzione di un problema.

Soprattutto in presenza di patologie, intolleranze, stato gravidico, obesità o sottopeso. Queste informazioni non possono sostituire un trattamento terapeutico, dietetico o psicologico precedentemente prescritto.

Introduzione

Questo libro vuole essere un punto di partenza per tutte quelle persone che vogliono cominciare a prendersi cura di loro stesse attraverso il giusto mindset, l'allenamento, una sana alimentazione, prevenzione delle malattie, una corretta postura e che desiderano acquisire uno stile di vita equilibrato e salutare.

Il manuale è indirizzato anche a chi da sempre è alla ricerca di un equilibrio per migliorarsi sotto questi aspetti, ma ha poca costanza e non riesce a seguire un metodo oppure non è ancora in grado di pianificare un allenamento o un piano alimentare.

I concetti chiave di cui parleremo riguardano, appunto, l'allenamento e l'attività motoria, l'alimentazione sana e il mindset positivo coadiuvate alla pratica posturale e osteopatica. Queste abitudini portano a raggiungere un miglioramento estetico, ma anche uno stato di salute ottimale oltre che un perfetto equilibrio psicofisico.

A questo punto ti starai domandando: da dove posso partire per intraprendere questo percorso?

La risposta ti sorprenderà, è davvero banale: programma la mente su un binario potenziante, alimentazione corretta, movimento e sport, corretta postura e cura della tua persona attraverso l'osteopatia.

Concetti basilari che spesso non vengono presi abbastanza sul serio. Sarebbe così semplice riuscire a combinare questi aspetti nel nostro vivere quotidiano ma, il più delle volte, ci sembra di andare incontro a delle difficoltà insormontabili. Poco tempo, svogliatezza, pigrizia, non nego che al giorno d'oggi sia sempre più complesso riuscire a condurre uno stile di vita quanto meno salutare. Troppo lavoro, impegni, stress, sedentarietà. Spesso, inoltre, si ha l'abitudine di scaricare la tensione con un drink post lavoro oppure con una pizza, comodamente stravaccati sul divano, guardando l'ultima serie di Netflix.

Le quattro buone abitudini nella nostra vita, i 4 pilastri, devono quindi essere:

1. Una sana Alimentazione

L'ampia sfera dell'alimentazione è da sempre nell'occhio del ciclone a causa di critiche e controversie: vegetariani, vegani, pescetariani, dieta a zone, dieta del digiuno alternato, dieta Sirt, dieta metabolica, dieta chetogenica e chi più ne ha, più ne metta.

Ma come funziona davvero un'alimentazione bilanciata? Esistono delle linee guida fornite dall'OMS (Organizzazione Mondiale della Sanità). Ve ne cito alcune: la carne, soprattutto quella rossa, andrebbe consumata con moderazione, stessa cosa per i latticini; il grasso saturo è un tasto dolente e andrebbe evitato soprattutto in caso di colesterolo alto; cereali e legumi sono alleati della salute da inserire nell'alimentazione di tutti i giorni, così come la frutta e la verdura. Non dimentichiamo l'olio, da preferire quello extravergine d'oliva, noto per le sue proprietà antiinfiammatorie e antiossidanti.

Insomma, mangiare bene e sano non significa eliminare alcuni cibi, ma apprendere la quantità che giova al nostro fisico e organismo. Lo vedremo più in dettaglio nel capitolo dedicato.

2. Allenamento fisico

In uno stile di vita salutare, fitness e movimento sono basilari: è importante educare fin da bambini i propri figli all'attività motoria, allo sport e a preferire la bicicletta per i brevi spostamenti.

Mantenere il corpo in costante allenamento previene l'insorgenza di malattie, migliora la circolazione, le articolazioni, i polmoni, i muscoli, l'umore e tanto altro, ma ne riparleremo.

3. Prevenzione e postura tramite l'osteopatia

Se vogliamo portare il nostro corpo in uno stato di equilibrio totale e duraturo nel tempo, dobbiamo inevitabilmente prevenire le malattie, migliorare la nostra postura e passare, quindi, per la pratica osteopatica.

Questa ha proprio il compito di predisporre il nostro organismo alla costante ricerca dell'omeostasi (il nostro equilibrio interno), migliorare i nostri sistemi energetici, potenziare la salute, equilibrare la postura ed eliminare tutte le disfunzioni presenti nel nostro corpo che ci provocano dolore o ce lo provocheranno in futuro.

Non aggiungo altro perché ne parlerò in maniera più approfondita nel capitolo dedicato.

4. Allenamento mentale e stile di vita

Uno dei principali problemi di molti uomini e donne moderni è lo stress. Quest'ultimo riesce a penetrare nel sistema nervoso e a diffondersi in tutto il nostro corpo causando ansia, nervosismo, stanchezza fisica e mentale. Un modo perfetto per sciogliere queste tensioni è iniziare ad apprezzare le piccole cose belle che ogni giorno circondano la nostra vita e cominciare pian piano a migliorare ogni aspetto della quotidianità per arrivare a un benessere, una serenità e una tranquillità totalizzanti.

Non dimentichiamo, inoltre, che in uno stile di vita sano va assolutamente evitato il fumo, che nuoce a noi stessi e a chi ci sta intorno. Non trascuriamo poi l'importanza del sonno: prima di addormentarci creiamo l'atmosfera adatta ad accogliere il nostro riposo e cerchiamo di allontanare tutti i problemi della giornata con la promessa di risolverli nella giornata successiva. In ultima istanza, amiamoci di più: prendiamoci i nostri tempi, cerchiamo di essere più flessibili, realisti e consapevoli delle nostre possibilità.

Il primo passo da compiere è capire che possiamo davvero cambiare le nostre abitudini. Il cambiamento però deve partire dalla nostra testa, dalla mente. Nelle prossime pagine ti guiderò alla scoperta di questo cambiamento e ti stupirai delle possibilità che potranno aprirsi davanti a te e degli obiettivi che potrai raggiungere, ma ricorda: il cambiamento può avvenire solo se tu davvero lo desideri ardentemente e più di ogni altra cosa.

Sei pronto? Iniziamo.

Biografia: chi sono

"Anche un viaggio di mille miglia inizia con un singolo passo"

(Lao Tzu)

Ti starai sicuramente chiedendo: chi sei tu, Andrea, per consigliarmi tutto questo?

Ecco qui, ti racconto la mia storia.

Sono nato 30 anni fa a Roma, precisamente a "La Rustica", un piccolo quartiere nella periferia est della capitale.

Mamma casalinga, papà operaio, due sorelle: Ilenia, la mia gemella, e Giulia, di 4 anni più piccola.

Famiglia semplice, umile, ma è proprio dall' umiltà dei miei genitori che ho imparato a cogliere e apprezzare le ricchezze più grandi della vita quali l'educazione, il rispetto e l'ambizione che sin da piccolo mi ha caratterizzato.

Sì, perché sono sempre stato un bambino molto pacato e introverso, ma ho sempre odiato una cosa nello specifico: arrivare secondo o perdere.

Beh questo lato del carattere direi che non è cambiato affatto nel corso del tempo, anzi credo sia proprio grazie a questa mia caratteristica che sono riuscito a raggiungere determinati risultati.

I primi anni della mia vita professionale li ho passati a seminare e ora sto raccogliendo tutti i frutti di quella semina che molti criticavano, a partire da mia madre che sperava per me un posto fisso in un qualsiasi Ministero, non importava dove, bastava che fosse "indeterminato e fisso".

Se ad oggi mi chiamano in tv e in radio e mi contattano importanti quotidiani nazionali come esperto di benessere e salute, e centinaia di persone si sono affidate a me e al mio team per il loro cambiamento fisico e mentale, questo è dovuto al fatto che ho sempre saputo sacrificarmi e aspettare. Non ho mai avuto fretta e ora mi godo i frutti del mio lavoro continuando sempre a fare ciò che amo, ma con maggiore libertà mentale e con la consapevolezza di chi ha tanta esperienza in questo settore.

Ma ricordate, nulla è venuto per caso!

Veniamo ora alla mia gavetta.

Sono sempre stato appassionato di sport e anatomia umana.

Quando avevo 19 anni, d'estate, al primo anno d'Università, andai in Valle D'Aosta disperso tra le montagne e lontano da tutti pur di fare un po' di esperienza in merito a ciò che sarebbe diventato poi il mio lavoro.

Come si dice qui dalle mie parti, dovevo "farmi le ossa".

All'età di 20 anni, pur di formarmi a livello caratteriale, lavorativo e personale decisi di arruolarmi come volontario nella Marina Militare.

In quel periodo acquisii forte disciplina e carattere, e capii veramente cosa significa fare dei sacrifici per raggiungere un obiettivo.

Inoltre, questa esperienza mi fece comprendere che la vita militare non faceva per me e, quindi, decisi di abbandonarla. È stato un fallimento, sì, ma non importa fallire, conta sapersi rialzare.

Tornato a Roma continuai l'Università frequentando la facoltà di Scienze Motorie. Nel frattempo lavoravo in un piccolo bar di quartiere al pomeriggio per pagarmi gli studi.

Appena laureato cominciai a contattare decine e decine di centri sportivi e palestre per fare esperienza e in cuor mio sapevo che, un giorno, tutti questi sacrifici sarebbero stati ripagati. Non mi sbagliai.

Ci fu un periodo in cui al mattino seguivo le lezioni all'Università e al pomeriggio andavo a fare tirocinio non retribuito in una palestra a 100 km dalla capitale. Andava bene così, dovevo inserire qualcosa di importante nel mio curriculum e sarei stato disposto ad andare ovunque pur di formarmi come desideravo.

Nel settembre 2015 mi sono laureato in Scienze delle Attività Motorie e Sportive presso l'Università degli studi di Roma "Foro Italico".

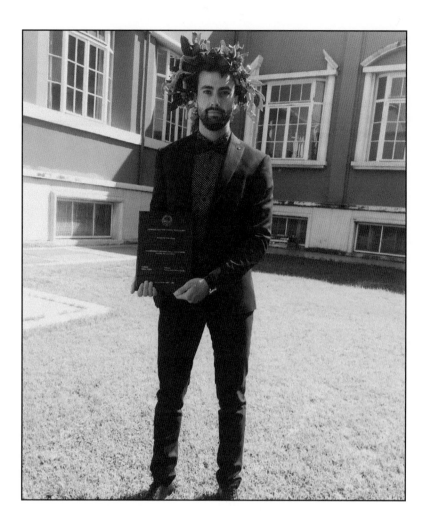

La discussione della tesi, a ripensarci a distanza di tempo, è stata la prova più facile di tutte!

Sì, perché gli esami davvero difficili sono quelli che ti pone davanti la vita ogni giorno: il lavoro, il mettersi in gioco, il confrontarsi quotidianamente con le difficoltà.

Nel frattempo, dopo la laurea, ho cominciato a programmare i miei allenamenti per raggiungere la forma fisica che desideravo. Sono sempre stato un ragazzo molto magro, sottopeso, ma volevo trasformarmi in primis per me stesso, poi per trasferire questa mia esperienza a tutte quelle persone che avrei aiutato a ottenere il corpo che desideravano, proprio come avrei fatto io su me stesso.

In 2 anni ho acquisito 13 kg di massa muscolare ed ho raggiunto la forma fisica che sognavo. Sono passato da 67 a 82 kg, ed ecco qui il risultato:

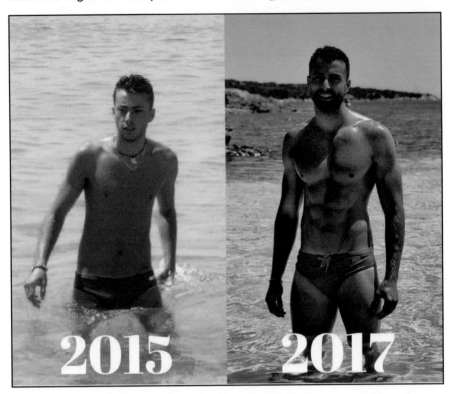

Ma torniamo alla vita professionale.

In questi ultimi anni mi son reso conto di esser cresciuto moltissimo: l'Università di Scienze Motorie mi ha dato delle solide basi per poter arrivare in alto, ora però, ogni giorno - OGNI GIORNO - aggiungo un mattone alla mia piramide personale per raggiungere i miei obiettivi.

E volete sapere quale è il segreto? Sarò ripetitivo, ma è soltanto uno:

FARE. È ciò che facciamo che stabilisce chi siamo.

Formarsi e mettere in pratica ogni giorno, aggiungere quel mattoncino in più avendo la consapevolezza di non essere mai arrivati e fermarsi quando si raggiunge un obiettivo, essere grati e mirare subito al prossimo.

Ed eccomi qui oggi, fiero del mio percorso, fiero della mia carriera, fiero della mia professione, fiero di aver ascoltato da sempre il mio istinto senza farmi condizionare da nessuno e, soprattutto, fiero di non sentirmi mai arrivato ed essere consapevole che nella vita si può sempre migliorare. Questo credo sia il mio maggior punto di forza

Terminato il percorso di Laurea in Scienze Motorie, ho continuato a lavorare come istruttore in diverse palestre quando, un giorno, decisi di prendere in mano la mia vita. Non potevo lavorare come dipendente per sempre: dipendere da qualcuno mi stava troppo stretto, non riuscivo a esprime a pieno le mie potenzialità. Sentivo le mie ali tarpate.

Così feci il grande passo: mi licenziai dal contratto a tempo indeterminato che avevo nella palestra dove lavoravo e decisi di mettermi in proprio, di aprire la partita IVA e diventare a tutti gli effetti un libero professionista, così da gestire il tempo come preferivo, non come mi ordinavano gli altri.

Anche l'apertura della partita IVA è stato un problema per la mia famiglia perché, come potete immaginare, mia madre, fissata con il posto a tempo indeterminato, vedeva la partita IVA come sinonimo di insicurezza e di instabilità.

Inizialmente la sua sfiducia mi ferì molto. Non riusciva a percepire che avrei spiccato il volo da li a poco, ma pensava che sarei andato incontro alla giungla del lavoro disarmato e senza scudo. Nel corso del tempo ho capito che desiderava solo difendermi e che era guidata dall'amore che provava nei miei confronti.

Ma ero ben armato mamma, eccome se lo ero.

Quindi ho cominciato a lavorare come libero professionista, a seguire le prime persone solo ed esclusivamente in maniera individuale.

Lì ho vissuto un vero boom!

In soli 3 mesi ero riuscito a riempire le mie giornate da mattina a sera, tant'è che, ahimè, non ho potuto seguire e guidare alcune persone verso il loro percorso di trasformazione.

Le ore della giornata ad un certo punto terminavano, e ancora non avevo l'esperienza di adesso per riuscire seguire tutti coloro che lo richiedevano.

La sera arrivavo a casa stremato, ma era quella stanchezza che ti fa sorridere e dire dentro di te "Ce la sto facendo".

Nel novembre 2018 mi chiama il quotidiano nazionale "La Repubblica" per parlare di benessere e del ruolo del fitness al giorno d'oggi.

Ho sempre sognato di uscire su un quotidiano. Non ci sono mai riuscito in tanti anni che ho giocato a calcio, ma ce l'ho fatta dopo qualche anno che svolgevo questa professione.

Strano vero?

E invece no, è molto probabile che succeda a chi ci crede fino in fondo e compie delle azioni che lo portano a raggiungere quel determinato obiettivo.

Qualche tempo fa mi chiamarono in TV come esperto per tenere una rubrica che parlasse di salute, colonna vertebrale e prevenzione.

È stata una delle soddisfazioni più grandi della mia vita, ma nulla è venuto per caso: certe passerelle le attraversi se credi veramente in ciò che fai!

E a me la motivazione, la costanza e l'ambizione non sono mai mancate.

Da quelle puntate ho acquisito molta visibilità. Il curriculum è cresciuto, così come l'odio di qualcuno nei miei confronti, ma ciò non fece altro che consolidare ancora di più il mio personal branding.

Raggiunto l'obiettivo della laurea in Scienze Motorie, da amante dell'anatomia umana, ho deciso di iscrivermi alla facoltà di Osteopatia. Un percorso lungo (ben sei anni), ma mi affascinava.

Parlando con amici e conoscenti, molte volte mi è stato detto "Ma chi te lo fa fare, altri 6 anni a studiare, ma non ti sei stufato?" No ragazzi, non mi sono stufato, anzi vi dirò di più, ho ancora più voglia di prima di imparare, di acculturarmi, di aggiornarmi e di crescere professionalmente.

Ho scelto la strada più difficile.

Avrei potuto accontentarmi della Laurea in Scienze Motorie e restare nel comfort di ciò che sono sempre stato bravo a fare. Decisi invece di rimettermi in gioco, avvertito da diverse persone che già l'avevano percorsa che fosse una strada lunga e tortuosa, ma che mi ha portato poi a diventare ufficialmente Osteopata D.O.

Il 26 Gennaio 2021 è nata l' A.F. Company S.r.l., la mia prima società.

Ricordo le emozioni di quel giorno durante la firma dal notaio come fosse ieri.

La società, di cui sono unico amministratore nasce per coronare un sogno che volevo realizzare da tempo:

Aprire "AF Lab"

AF Lab è il mio primo studio esclusivo che lavora sul benessere psicofisico della persona a tutto tondo, facendo fede ai 4 pilastri che mostrerò nel libro.

Insieme al mio team, ogni giorno trasformiamo il corpo e la mente di centinaia di persone e miglioriamo il loro stato di wellness, la loro salute, la loro vita.

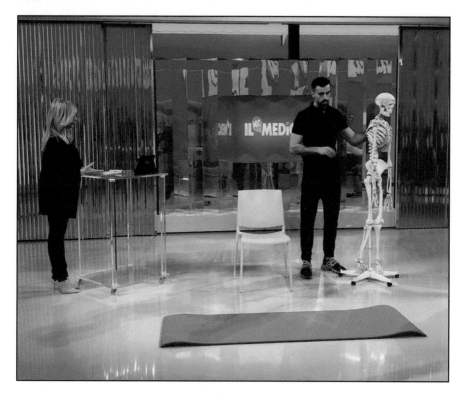

In AF Lab ho concentrato tutta la competenza teorica, la conoscenza e l'esperienza pratica acquisita in questi anni, mettendola a disposizione del mio team e di tutte le persone che ogni giorno decidono di prendersi cura di loro stesse.

Quale è il mio obiettivo con AF Lab?

Portare il mondo del benessere e della salute ad un livello superiore.

Ho girato il mondo e visto tante realtà a cui mi sono ispirato, ho visto e toccato con mano che possiamo portare il mondo del benessere ad un livello superiore qui in Italia, ce lo dobbiamo.

Siamo uno dei paesi più belli al mondo e non lo sto dicendo perché sono italiano, ma avendo visitato molti paesi tra Oriente ed Occidente in quest' ultimo decennio, posso assicurarvi che non abbiamo nulla in meno ad altre nazioni, anzi abbiamo molto di più, ma non sappiamo valorizzarlo.

Nel mio campo però voglio farlo, voglio dare valore alle eccellenze che abbiamo qui in Italia anche da un punto di vista di benessere, salute e sport e portare questo settore a un livello altissimo.

Lavoro ogni giorno cercando far capire l'importanza di queste tematiche e avere un impatto su più persone possibili.

Credetemi ragazzi, nella mia testa sono soltanto all'inizio di un'altra grande avventura.

Nel novembre del 2021, come ho già citato precedentemente, sono diventato ufficialmente Osteopata D.O.

Ho avuto l'onore e la fortuna, da osteopata, di trattare diverse celebrity e personaggi noti del mondo dello spettacolo.

Sono stato membro dell'E.A.O. (European Academy of Osteopathy) ed attulamente sono membro del R.O.I. (Registro degli Osteopati Italiani).

Sempre nel 2021 (un anno pazzesco) insieme ad altri ragazzi ho aperto una start-up nel mondo del Wellness, Fitness e Healthy di cui sentirete molto parlare nei prossimi anni.

Ma non voglio svelarvi altro, vi rovinerei la sorpresa.

Nel giugno 2022 ho inaugurato ufficialmente il mio tour di visite e trattamenti osteopatici in diverse città Italiane.

Ho cominciato con 4 città e in meno di un mese sono arrivato a fare un tour con 27 tappe, 25 città italiane e 2 estere (Spagna e Svizzera), diventando così l'unico osteopata itinerante d'Italia e d'Europa dopo soltanto 7 mesi dal conseguimento del D.O in Osteopatia.

Durante questo tour mi hanno contattato diverse testate giornalistiche nazionali, sono uscito su "Il tempo" e "Skuola.net" come osteopata più popolare su Tik Tok e sul quotidiano "Libero" come primo osteopata italiano ad aver realizzato un tour di visite in tutta Italia ed Europa.

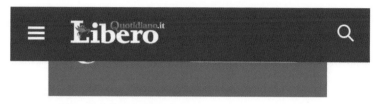

■ HOME / SPETTACOLI

Andrea Foriglio è il primo osteopata in tour in Italia e Europa, ecco perché é virale su Tik Tok

andrea foriglio   tik tok

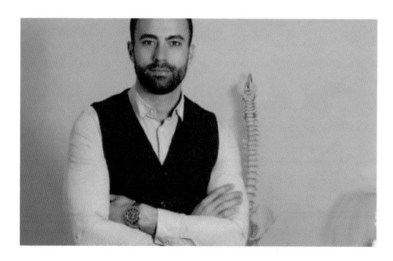

Ed ora sono qui, a scrivere il mio primo libro dopo averne divorati una a quantità innumerevole negli ultimi 10 anni.

Quante emozioni e quanti obiettivi raggiunti.

Se non le avessi messe nero su bianco non mi sarei mai reso conto di tutta la strada che ho percorso in questi anni.

A volte, però, bisogna fermarsi, guardare indietro e ricordarsi da dove si è partiti, quello che si è costruito, e dove si è arrivati.

Bisogna tirare le somme della strada che abbiamo percorso. La mia era una strada sterrata ed io ero a piedi nudi in un piccolo quartiere nella periferia est di Roma; oggi percorro strade più prestigiose, questo sì, ma non dimenticherò mai da dove sono partito, non dimenticherò mai quel ragazzino timido, introverso, che sognava di diventare grande, sognava di lasciare il segno.

Perché lì dentro c'è tutto il fuoco e la fame che mi fa andare avanti e spingermi oltre i miei limiti puntando sempre ad obiettivi straordinari!

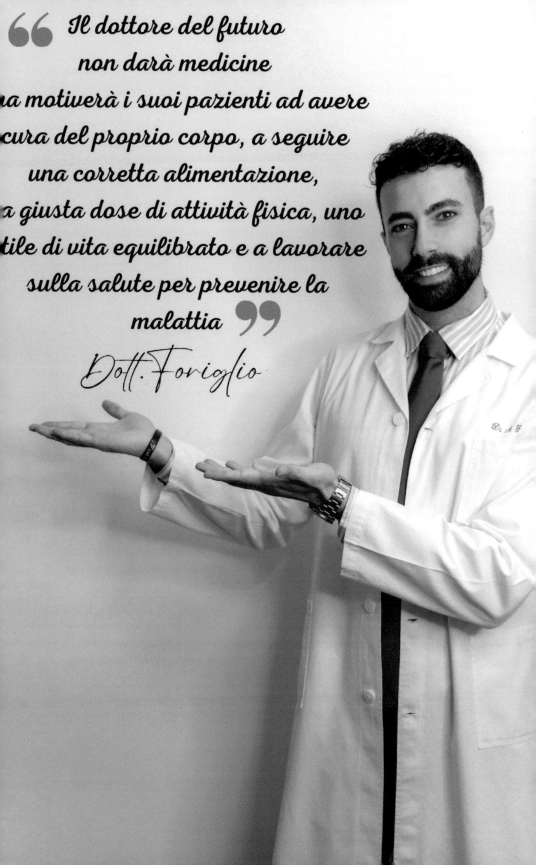

" Il dottore del futuro
non darà medicine
ma motiverà i suoi pazienti ad avere
cura del proprio corpo, a seguire
una corretta alimentazione,
la giusta dose di attività fisica, uno
stile di vita equilibrato e a lavorare
sulla salute per prevenire la
malattia "

Dott. Foriglio

Cap. 1 - Primo Pilastro: Allenamento Mentale

Potenziare il mindset è la base.

"Ogni difficoltà che affrontiamo è un passo sulla strada che porta verso il successo"

(Anonimo)

In questo primo capitolo andremo a trattare uno degli argomenti più importanti, il primo dei 4 pilastri che stanno alla base del raggiungimento di un obiettivo fisico, personale e lavorativo. Sì, perché non è importante in quale ambito, l'unica cosa che conta è migliorare, potenziare la nostra mentalità, allenarla e settarla in uno specifico modo perché, se ci pensiamo, ogni cosa che realizzeremo parte prima dalla nostra mente quindi dobbiamo pensarla prima di tutto e poi visualizzarla.

1.1 Il mindset

Possiamo definire il mindset come la mentalità, la *forma mentis*, o sistema di credenze di una persona. Il termine, preso in prestito dalla lingua inglese, sta a indicare il modo in cui ci rapportiamo alla realtà. Il mindset può essere di due tipologie: mentalità negativa e mentalità di crescita.

Vediamole insieme.

Mentalità negativa

Quando il mindset è negativo, facciamo riferimento a una mentalità depotenziante. Lo stato in cui si trovano gli individui che ne fanno parte è concentrato sull'accettazione dei propri limiti e sulla convinzione che sia impossibile modificarli. È tipico di chi possiede un mindset negativo scaricare la colpa dei propri fallimenti su altre persone o su qualche avvenimento (il cosiddetto "capro espiatorio"), non riuscendo mai a prendersi la piena responsabilità di ciò che accade. Le persone che appartengono a questa categoria sanno quali sono i limiti del loro raggio d'azione e stanno ben attenti a non superare la zona di comfort; gli insuccessi sono sempre degli eventi (negativi) attesi. Questi eventi negativi sono visti come qualcosa che ha cause esterne e sono simbolo di una costante sfortuna che incombe, dalla quale non è possibile sfuggire in alcun modo. L'unica cosa che rimane da fare per queste persone è sfogarsi attraverso un pianto liberatorio.

I soggetti che rientrano nel mindset negativo hanno diversi problemi sia a livello sociale che relazionale: hanno la certezza di non poter rimediare a un fallimento, sono consapevoli che la loro intelligenza è scarsa e sono fermamente convinti che qualsiasi cosa facciano sia sbagliata. Temono in maniera maniacale che altri possano scoprire i loro limiti, quindi indossano una maschera per apparire migliori di quello che credono di essere.

Fortunatamente non tutti gli individui rientrano in questa categoria: chi incolpa il successo mondiale di Amazon a discapito del piccolo commerciante di quartiere rientra di diritto nel mindset negativo, mentre chi sostiene che esistono ancora commercianti in gamba in grado di combattere un colosso internazionale ha decisamente un mindset positivo.

Mentalità di crescita

Gli individui che rientrano in questa categoria non hanno limiti che possano trattenerli nel loro miglioramento, ma vedono nello sviluppo delle proprie abilità il punto di partenza che li condurrà al successo. Sono consapevoli che i cambiamenti comportano impegno e ritengono che ogni risultato possa esser raggiunto grazie alle giuste abitudini (che possono essere acquisite grazie al tempo e all'esperienza). Non vedono la realtà in maniera distorta e sanno riconoscere i meriti degli altri: nessuno di noi è uguale agli altri e ognuno ha caratteristiche diverse, e grazie all'impegno personale tutti possiamo raggiungere la realizzazione personale.

Queste persone danno la giusta priorità all'apprendimento, all'istruzione, alla conoscenza, invece di preoccuparsi eccessivamente di ciò che gli altri pensano di loro. Chi possiede un mindset di crescita sa bene che tutto ciò che gli accadrà dipende esclusivamente da lui, dalle sue azioni, dai suoi comportamenti e dai suoi risultati.

Ma attenzione, cerchiamo di non cadere in un'incomprensione: chi possiede un mindset positivo è consapevole che potrebbero sempre incappare in problemi, in insuccessi o addirittura in fallimenti. C'è, però, la certezza di fondo che, una volta caduti, è possibile rialzarsi e affrontare le difficoltà che ogni giorno si incontrano. Per avere una mentalità di crescita è importante acquisire la consapevolezza che tutto ciò che accade è l'unica conseguenza delle nostre azioni e che non esistono limiti se non quelli che noi ci imponiamo.

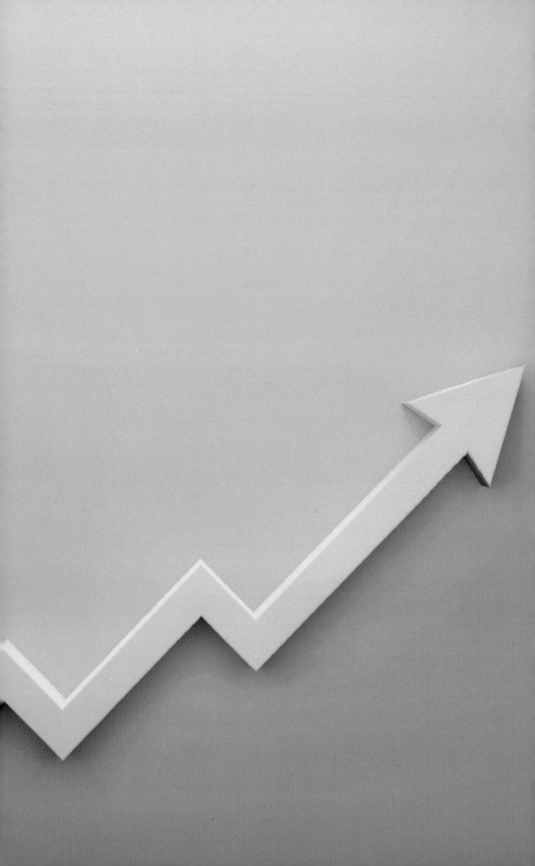

Ma come riuscire a sviluppare un mindset positivo?

Il primo passo è capire che esiste una sostanziale differenza tra la mentalità di crescita e quella negativa, e questa accettazione pone già le basi per il miglioramento personale. Se credi di essere bloccato, se pensi che i problemi inseguano solo te o se vivi nell'insoddisfazione profonda, allora rientri nel mindset negativo ed è questo il reale problema che ti impedisce di capire quali sono le potenzialità che possiedi di natura.

Il secondo passo è fermarsi ad analizzare le tue abitudini. Queste ultime possono essere riconosciute grazie a una valutazione comportamentale e all'analisi dei risultati ottenuti. Ricorda che devi essere sempre sincero con te stesso e riconoscere gli errori, gli sbagli e i limiti: sono i tuoi risultati a definire la persona che sei. Se ti accorgi di avere abitudini limitanti, rivolgi lo sguardo alle persone che ammiri o che stanno ottenendo importanti risultati e cerca di mettere in pratica le stesse abitudini virtuose.

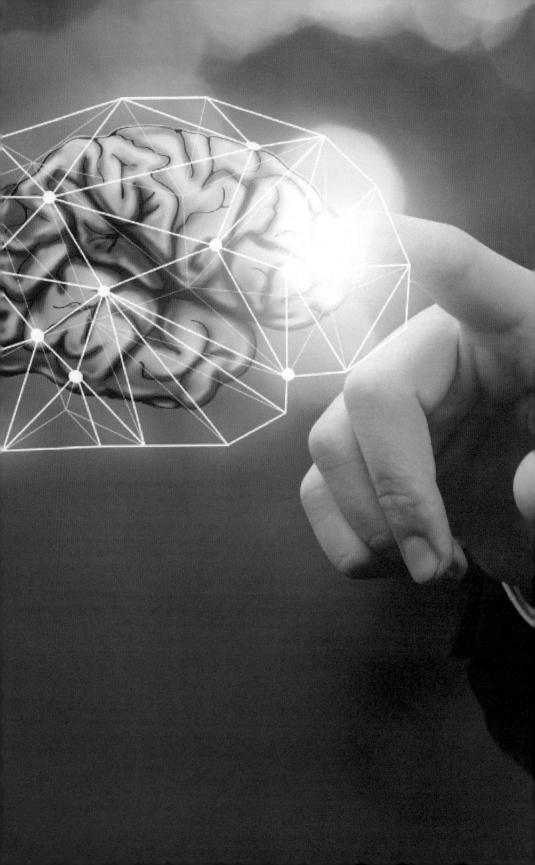

1.2 Autodisciplina

Ti sei mai chiesto che cos'è l'autodisciplina? Non la sua definizione di base, ma cosa sia in concreto, quale sia la sua essenza. Possiamo chiamare "autodisciplina" la capacità che un individuo possiede di agire in maniera indipendente dal suo stato fisico, emotivo e mentale. Sia tu che io dimostriamo di avere autodisciplina quando riusciamo a scegliere, in maniera intenzionale, di continuare a fare un'azione o a comportarci in una determinata maniera anche in presenza di ostacoli o situazioni sfavorevoli. Motivazione e forza di volontà, che ognuno di noi possiede anche se spesso dormienti, sono i pilastri cognitivi su cui creare la capacità di autodisciplinarsi.

Perché è davvero importante lavorare sul controllo di sé e dei propri impulsi?

Perché questo ci può venire in aiuto in molteplici aspetti del nostro quotidiano. Pensiamo, ad esempio, a quando dobbiamo svolgere un lavoro per il quale non nutriamo alcun interesse: l'autodisciplina è quella forza che, nonostante la svogliatezza o la difficoltà, ci impone di rimanere professionali e di portare a termine un incarico. L'autodisciplina si può manifestare attraverso la forza che ci permette di continuare a raggiungere i nostri obiettivi. Sono diversi gli studi di cui disponiamo attualmente che hanno dimostrato come chi possiede questa abilità riesce a migliorare le proprie capacità di apprendimento oltre alle prestazioni.

Possiamo pensare al funzionamento dell'autodisciplina come a quello di un muscolo: più lavoro viene fatto per svilupparlo, più veloce e notevole sarà il suo progresso. Allo stesso tempo è importante non iniziare da subito con obiettivi troppo complessi: parti sempre da step più piccoli e facili, e aumenta in maniera graduale il livello di difficoltà.

Ti illustro di seguito i cinque step essenziali per sviluppare l'autodisciplina senza eccessiva fatica:

1. Scegli un obiettivo

Il primo passo da compiere è la scelta di un obiettivo. Fondamentale.

Inizia sempre da obiettivi più piccoli, micro-obiettivi, come non prendere l'ascensore per andare a casa ma fare le scale, oppure parcheggiare a 5 minuti di distanza dall'ufficio per aumentare i passi giornalieri. Solo in seguito potrai alzare il tiro e modificare abitudini più profonde e radicate. L'importante è che l'obiettivo scelto sia SMART, acronimo inglese che significa: specifico, misurabile, raggiungibile (achievable), pertinente (relevant) e limitato nel tempo (time). Ma questo è già qualcosa di più avanzato. Quindi, prima cosa: micro-obiettivo da raggiungere ogni giorno.

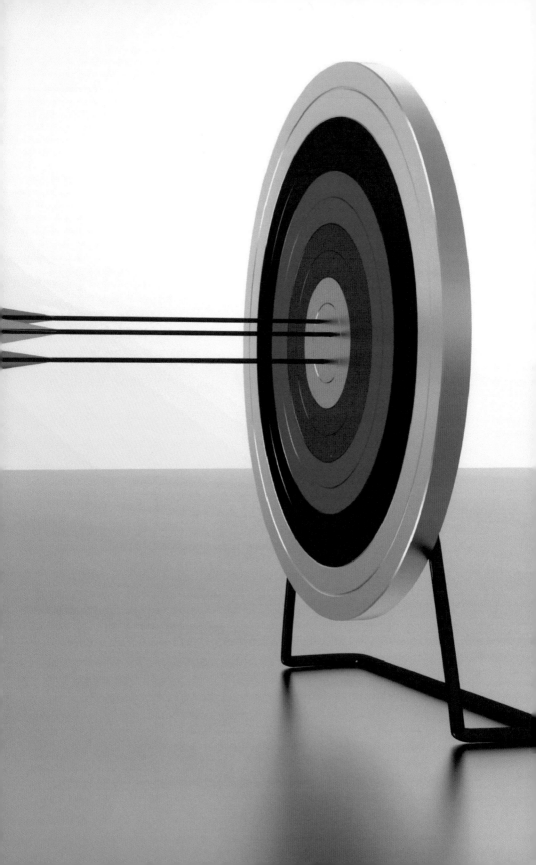

2. Trova il tuo perchè

Dopo aver stabilito l'obiettivo, bisogna fare una lista di motivi per cui questo obiettivo dev'essere raggiunto. I pensieri dovranno essere quindi associati a un beneficio: se, ad esempio, vuoi riuscire ad aumentare il numero di giorni di allenamento pensa a ciò che potrai ottenere (perdita di peso, un fisico più scolpito, una maggiore energia, la prevenzione di moltissime patologie). L'elenco delle motivazioni è uno dei modi più facili per ottenere qualcosa: se i motivi nascono dal tuo profondo significa che stai agendo spinto dalla motivazione intrinseca. Trova il tuo perché.

3. Identifica gli ostacoli

Il terzo step riguarda l'identificazione degli ostacoli che potresti incontrare durante il percorso e la pianificazione di una strategia per superarli. Spesso l'autodisciplina va in rovina perché non siamo stati in grado d'identificare gli ostacoli e non abbiamo elaborato un piano d'attacco per superarli.

Quindi, quali ostacoli potrebbero deviare la tua rotta per il raggiungimento del tuo obiettivo? Elencali e trova le soluzioni.

Se pensi che le soluzioni non ci siano, sarò diretto: ti stai sbagliando. Tranne alla morte, a tutto c'è soluzione.

4. Sostituisci le vecchie abitudini

Quando sviluppiamo autodisciplina dobbiamo cercare di eliminare una cattiva abitudine e sostituirla con una più potenziante. Identifica il comportamento da eliminare e individua subito un suo sostituto. Ad esempio, vuoi smettere di fumare? Inizia eliminando la sigaretta durante la pausa caffè a lavoro e sostituiscila con la lettura di un quotidiano o una telefonata a un amico o un familiare.

5.Monitora i tuoi progressi

Mentre lavori sull'autodisciplina, tieni sotto controllo le tue sensazioni: felicità, libertà, orgoglio, eccitazione. Valuta le tue emozioni in base al cambiamento. Potrebbe essere d'aiuto la compilazione di un diario per monitorare il raggiungimento degli obiettivi e tracciare i tuoi progressi. Questo esercizio rafforzerà i cambiamenti positivi che stai implementando e in questo modo potrai guardarti indietro per vedere quali e quanti progressi hai fatto ed essere orgoglioso del cambiamento che stai apportando alla tua vita.

Come hai potuto leggere, l'autodisciplina è una soft skill molto importante: se sviluppata in maniera adeguata, anche se con alcune difficoltà iniziali, potrebbe diventare un processo molto semplice da attivare anche in futuro.

Sviluppare l'autodisciplina è ciò che ti permette di raggiungere gli obiettivi anche nei momenti più bui, anche quando non sei al massimo delle tue forze e delle energie. Tieni sempre bene in mente la procedura che abbiamo visto poco fa:

- Scegli un obiettivo;

- Trova il tuo perchè;

- Individua gli ostacoli;

- Sostituisci le vecchi abitudini;

- Monitora i progressi.

Solo in questo modo riuscirai a fare dell'autodisciplina una qualità essenziale della tua vita, ciò che ti differenzierà tra chi ha successo e chi no.

1.3 Nuove abitudini in 21 giorni

Una volta capito che è davvero possibile cambiare, hai l'opportunità di iniziare un percorso che ti porterà a sfruttare a pieno tutto il tuo potenziale. Ognuno di noi può raggiungere qualsiasi obiettivo: un lavoro migliore, un fisico più scolpito, una salute più stabile, dei rapporti d'amicizia sinceri. Puoi ottenere qualsiasi cosa tu desideri.

Ma in quanto tempo avverrà il cambiamento? Tutti i più grandi rappresentanti delle teorie riguardanti la riprogrammazione mentale hanno fissato un arco temporale che è pari a tre settimane. Ventuno giorni sono sufficienti, se sfruttati al massimo, per acquisire un approccio vincente e fare in modo che i primi piccoli miglioramenti delle proprie abitudini siano evidenti. Le ragioni dietro al numero ventuno sono ben specifiche: ventuno giorni è il tempo necessario al cervello per memorizzare una nuova abitudine poiché il cambiamento non avviene solo a livello psicologico, ma anche fisico. La mente, quindi, ha bisogno di questo specifico numero di giorni affinché un'azione sia ripetuta in modo abbastanza costante da essere memorizzata: i nuovi neuroni che vengono generati dalla nuova abitudine si attivano nel cervello e, di conseguenza, le informazioni potranno entrare nella mente subconscia.

Se ci pensiamo bene, infatti, l'abitudine non è nient'altro che un gesto ripetuto in maniera frequente e costante, quindi con il passare del tempo viene acquisito e memorizzato. Ecco perché ventuno giorni rappresentano anche il tempo necessario affinché un'abitudine errata venga sostituita con una più virtuosa.

Anche in questo caso è importante non sovraccaricare il nostro cervello con troppe informazioni e troppi cambiamenti concomitanti.

Provate a cambiare un'abitudine alla volta, una ogni ventuno giorni; al ventunesimo giorno continuate a praticare l'abitudine che avete modificato 3 settimane prima e introducetene un'altra.

In questo modo sarà più facile per il cervello recepire informazioni nel giusto modo e, soprattutto, evitiamo il multitasking che, nonostante sia molto di moda al giorno d'oggi, al nostro cervello non va molto a genio!

1.4 Come diventare il coach di te stesso

Per fare in modo che avvenga un qualche cambiamento, devi imparare a diventare trainer di te stesso. Per fare ciò, è importante mettere in pratica alcune tecniche che ti aiutino a trovare la motivazione nonostante gli sforzi e le difficoltà che ti troverai a sostenere e affrontare. Automotivazione non vuol dire solo forza di volontà, bensì significa sviluppare entusiasmo e passione per ciò che fai: è essenziale riuscire a provare amore e gioia per il tuo percorso.

Un buon punto di partenza è fare in modo di sentire la propria voce interiore così da riuscire a stabilire un rapporto positivo con il tuo io: concentrati sui tuoi punti di forza e cerca di sfruttarli al meglio, perdonati gli errori e fai in modo che siano punti di partenza per miglioramenti futuri. Elimina tutte le frasi negative che ti ripeti e che sempre associ alla tua persona.

Una seconda tecnica per trovare la spinta motivazionale, soprattutto per quanto riguarda il disbrigo di compiti difficili o sgradevoli, è riuscire a semplificare il lavoro da portare a termine.

Dividi il compito in obiettivi parziali: è più facile portare a termine un'impresa se questa viene suddivisa in micro obiettivi facili da completare, così da avere fin da subito la sensazione che il carico di lavoro sia minore e che il compito sia più semplice. In questo senso, cerca sempre d'informarti in merito al lavoro che dovrai svolgere, cerca di pensare a come poterlo fare nel migliore dei modi e di comprendere se necessita di aiuti specifici. Quando usi la tecnica degli obiettivi parziali, è sempre meglio portare a termine prima quelli più complessi o meno graditi, così da lasciare alla fine i più facili e meno impegnativi a livello fisico e psicologico.

Altra tecnica è la visione dall'esterno: chiediti cosa consiglieresti a un amico nella tua stessa situazione. Controlla lo stato delle cose in riferimento all'obiettivo parziale che ti sei posto e cerca di pensare a cosa faresti se fossi esattamente al tuo posto.

Per problemi molto complessi, invece, la tecnica dei 15 minuti può rivelarsi particolarmente d'aiuto: devi svolgere l'attività che per te è sgradevole per questo lasso di tempo. Allo scadere dei 15 minuti puoi decidere se continuare o fermarti.

Usa dei rinforzi: non negarti ricompense e premi per ogni lavoro portato a termine. Che sia un oggetto, un nuovo vestito, un paio di scarpe, una mini vacanza o una buona cena. Meglio ancora se riesci a collegare il premio all'obiettivo: se porterai a termine il compito in due giorni, sarai premiato con una giornata in spa per prenderti cura di te. L'importante è che queste ricompense siano facili da ottenere e/o realizzare e che arrivino solo al termine del lavoro, altrimenti la loro funzione di rinforzo andrà persa.

Pensa a cosa succederebbe se non portassi a termine il tuo lavoro: ti sentiresti in colpa o saresti abbastanza sereno da riuscire a passare un pomeriggio davanti alla tv? Visualizza quali potrebbero essere le conseguenze della tua decisione in base al compimento o meno del tuo lavoro.

Infine, è permesso anche "barare" se questo porta al raggiungimento dell'automotivazione: un video, un tutorial, l'acquisto di un completo, un buon caffè davanti al PC o la tua playlist preferita durante un allenamento. Ogni arma è lecita se aumenta il piacere nello svolgimento il lavoro e risveglia la tua automotivazione.

1.5 Consigli pratici per definire un obiettivo

Vediamo quali sono i passi fondamentali da seguire per definire in maniera corretta i propri obiettivi e procedere al loro raggiungimento.

1. Creare una lista di cose da fare

Anche se in maniera inconsapevole, creiamo liste ogni giorno: quando dobbiamo fare la spesa, quando pianifichiamo una riunione, quando decidiamo d'invitare qualcuno a cena, quando organizziamo la settimana tra lavoro e tempo libero. Creando una lista, le cose da fare appariranno in maniera globale e saranno tutte disponibili a colpo d'occhio: questo è ottimale anche per visualizzare nella mente ogni singolo step da compiere. Inoltre, grazie alla pianificazione si evitano crisi di panico e dimenticanze dell'ultimo minuto.

Crea la lista, dividi questi compiti per importanza e priorità ed eseguili concentrandoti su una sola ed unica cosa, terminala e passa alla successiva.

2. Visualizza il raggiungimento dell'obiettivo

Se quello che hai davanti è un progetto lungo e complesso, visualizzare già il suo raggiungimento ti darà la giusta dose di volontà. Cercare di motivarsi in maniera costante è un'ottima tecnica per arrivare più facilmente e serenamente all'obiettivo finale.

3. Inizia in modo semplice

Se l'obiettivo è lontano e il progetto complesso ti conviene dividerlo in tanti piccoli micro-obiettivi. In questo modo il nostro inconscio recepisce di aver raggiunto un obiettivo, seppur piccolo e semplice, e il nostro cervello rimane attivo e motivato per il raggiungimento degli altri che, sommati insieme, ci porteranno al raggiungimento dell'obiettivo finale.

4. Incoraggiati

Riuscire ad essere il primo sostenitore di te stesso è fondamentale. Prima di sprofondare nel tunnel della commiserazione devi valutare se le tue sofferenze sono peggiori di quelle che possono provare altre persone nel mondo. Focalizzati sempre su te stesso e mai sugli altri, se non per darti ancora più forza: sicuramente là fuori c'è qualcuno che sta soffrendo per motivi più validi dei tuoi, non credi?

5. Non affaticarti troppo

"Step by step". Un passo alla volta e l'obiettivo è raggiunto. Inizia dai punti più urgenti e pian piano vai a terminare tutti i compiti che ti sono stati assegnati. Non sovraccaricarti, devi sempre rimanere lucido, la stanchezza potrebbe diventare letale. Keep calm.

6. No al multitasking

Strettamente connesso al punto precedente. Nessuno di noi dovrebbe fare più cose contemporaneamente. Il multitasking porta a risultati scadenti e a un notevole accumulo di stress fisico e mentale. Il compromesso più giusto è riuscire a portare a termine molte attività diverse, ma una per volta. Così facendo, il lavoro peserà meno e i risultati saranno migliori.

Prova a fare questo piccolo esercizio che ti farà capire in maniera semplice quanto il multitasking possa rallentare il nostro cervello.

Ripeti ad alta voce e il più velocemente possibile le lettere dell'alfabeto dalla prima alla decima (da "A" a "L"). Consecutivamente dopo le lettere, ripeti ad alta voce i numeri da 1 a 10. Cronometrati e segna quanto tempo ci hai impiegato.

Ora fai la stessa cosa, ma alterna le lettere e i numeri (A1 B2 C3....). Cronometrati e segna quanto tempo ci impieghi.

Fammi indovinare, hai impiegato più tempo a dire le lettere e i numeri alternati.

Per quale motivo?

Le lettere e i numeri che hai elencato sono esattamente gli stessi, ma nel secondo caso hai distratto il cervello alternando il pensiero di due cose per lui differenti (lettere e numeri): hai fatto multistasking.

Tutto questo per farti capire in modo semplice che, se continui a fare troppe cose insieme, la tua produttività calerà drasticamente rispetto a quando fai una cosa alla volta.

In questo caso, quadruplicherai la velocità di riuscita e di raggiungimento di un obiettivo.

7. Pensare ad altro ogni tanto

Durante un lavoro, magari lungo e complesso, è necessario staccare la spina e proiettare la mente verso altro: qualcosa di piacevole, un pensiero felice, un momento sereno. Qualsiasi cosa generi in te ulteriore motivazione può essere utilizzata durante la pausa.

8. Non farsi distrarre

Che sia una notifica sul cellulare, un gossip durante la pausa caffè, un articolo di giornale che smani di leggere già da ore. Tutte queste distrazioni devono essere eliminate mentre sei concentrato a fare una determinata cosa. Ti faranno soltanto perdere tempo e rallenteranno il raggiungimento del goal.

9. Ricompensarsi

Se hai pianificato di portare a termine un lavoro nell'arco di otto ore, ricompensarti con un premio una volta che hai raggiunto il tuo obiettivo può essere una buona idea. Che sia un bel film o una lettura piacevole, l'importante è che il regalino non vada a interrompere il lavoro, ma venga "scartata" alla fine dello stesso.

10. Trovare delle motivazioni

Se hai mai partecipato ad alcuni corsi su come aumentare l'autostima, avrai sicuramente fatto un esercizio simile a quello che ti sto per proporre: scrivi, preferibilmente su una lavagnetta bianca, la lista dei tuoi traguardi per sfruttarli come fonte di motivazione. La lavagna bianca viene usata per ricordarti quali e quanti successi hai raggiunto e quanto forte era la volontà di raggiungerli in quel momento.

11. Fallimenti

Fallire è lecito, errare è umano, l'importante è perdonarti i tuoi errori. Porsi in modo negativo con sé stessi è controproducente e ti bloccherebbe, conducendoti verso lo sconforto più totale. Anche in questo caso, però, il fallimento giustificato va monitorato: non deve diventare né un'abitudine né una scusa da usare al bisogno. Valuta bene gli errori, chiediti perché sono stati fatti e in che modo potevano essere evitati, poi riprova e vedrai che andrà decisamente meglio.

12. Riflettere su sé stessi

Fallo alla sera. Pensa ai momenti più significativi della giornata e valuta ciò che hai prodotto o raggiunto e se è stato fatto nel modo giusto. Cerca anche di capire quali sono gli aspetti da migliorare e qual è stato il momento più felice della giornata. Confrontarsi in maniera sincera con sé stessi è importante per riuscire a migliorarsi e perfezionarsi.

13. Relax

Tempo per sé stessi. Che sia una giornata al mare, un giorno passato totalmente sul divano, una passeggiata con un amico. Giorni in cui non devi occuparti di niente e pensare solo a rilassarti e a "staccare la spina". Riuscire a ricaricare le energie, prendersi del tempo libero e non pensare a niente serve a chiunque per fare in modo che, al momento della ripresa, la capacità di auto-motivazione, la disciplina e il senso etico verso il lavoro siano al massimo della forma. Anche Clark Kent era solito prendersi dei giorni di riposo, no?

1.6 Motivazione

Sai quando le palestre registrano il maggior flusso d'iscrizioni? Settembre e gennaio. Entrambi questi mesi corrispondono a due momenti ben precisi: quelli in cui i nostri buoni propositi per quanto riguarda la forma fisica raggiungono il loro apice.

Abbiamo passato tutti i mesi estivi a ripetere "A settembre andrò in palestra così la prossima estate avrò un fisico da urlo", o il grande classico post natalizio: "Dopo tutte queste abbuffate, il 7 gennaio aspetto il personal trainer all'apertura!". Ecco, la situazione è più o meno questa.

L'individuo neo-abbonato decide di recarsi in un megastore per acquistare qualsiasi cosa possa servire per l'attività fisica (magari nemmeno sa come utilizzare la metà di ciò che ha comprato). In seguito chiede che venga realizzato un programma d'allenamento fatto apposta per lui e inizia l'attività. Passate le prime settimane in cui si reca in palestra anche durante la pausa caffè, gli ingressi diventano sempre più limitati fino a diventare quasi sporadici. È chiaro che la motivazione che l'aveva spinto a iniziare è venuta meno.

La motivazione, a differenza della disciplina, è un'emozione che non è destinata a durare molto perché appena calerà, appena ci sarà un momento di down, ci si lascerà andare e si tornerà nello stato precedente.

Quella che dovremmo sviluppare è, appunto, la disciplina, ovvero quel senso di dovere che portiamo dentro di noi e ci spinge a fare anche quando non abbiamo voglia, questo perché siamo consapevoli che quell'azione ci porterà al risultato che ci siamo prefissati.

Quindi possiamo dire che se sviluppiamo disciplina la nostra motivazione rimarrà sempre alta e costante.

Cosa fare quindi per rimanere costantemente motivati?

Fissare obiettivi a breve termine

Qualsiasi sia l'obiettivo, è sempre meglio iniziare a concentrarsi prima su piccoli miglioramenti per arrivare all'obiettivo finale. Raggiungere un peso forma o una data prestazione sono obiettivi che necessitano di mesi e mesi di lavoro e sarà facile perdere la motivazione. Tuttavia, se si inizia con obiettivi intermedi, come già scritto, sarà più semplice mantenere la motivazione alta e continuare l'attività.

Premiarsi

Per ogni risultato ottenuto è giusto concedersi un premio, che sia materiale o meno, poiché premiarsi significa ribadire che la ricerca del proprio benessere è esclusivamente una tua conquista. Inoltre, il premio rappresenta una rottura con la routine e la monotonia, principali nemici della motivazione.

Condivisione

Rendi amici e familiari partecipi degli obiettivi che raggiungi. Far conoscere pubblicamente i risultati ottenuti serve a dare maggiore forza alla tua motivazione.

Divertiti

Se guardi al giorno d'allenamento con angoscia e non vedi l'ora che passi significa che ti stai annoiando. L'obiettivo che ti sei imposto di raggiungere dovrebbe, invece, portare gioia e divertimento: cerca quindi di pensare a cosa potrebbe rendere divertente l'allenamento e fai in modo che quella seduta in palestra possa portare una ventata di gioia nella tua giornata.

Poco è meglio di niente

Se il tempo a tua disposizione scarseggia non sprecarlo: anche solo mezz'ora di attività apporta benefici.

Accettazione

Ovvero capire che nessuno può essere sempre motivato. Potrebbe capitare un imprevisto o semplicemente non essere la giornata giusta: non fare entrare in gioco i sensi di colpa e non iniziare un processo contro te stesso. Accetta le giornate no. In questo modo, le "giornate sì" risulteranno ancora più proficue.

Apertura mentale

Se ritieni che il percorso intrapreso non ti porti benefici o ti senti poco soddisfatto, non aver paura di provare qualcosa di diverso. Mantieni sempre la tua mente aperta alla sperimentazione e alle novità. Ad esempio, potresti cambiare palestra, scegliere una disciplina diversa oppure variare i giorni della settimana.

Focus sull'obiettivo

Per fare in modo che la tua motivazione sia sempre al massimo, mantieni alta la concentrazione sull'obiettivo finale: in questo modo riuscirai a tralasciare i problemi e sarai sempre concentrato sul risultato.

1.7 Come allenare la mente

Prima di concentrarti sulla dieta e sugli allenamenti, è necessario analizzare il tuo atteggiamento mentale. Infatti, se non comprendi a fondo la tua situazione attuale sarebbe come partire per un viaggio senza aver fatto il pieno di benzina, capisci cosa intendo?

Prima d'iniziare, quindi, cerca di capire da dove parti: qual è il tuo livello di consapevolezza e determinazione? Sei già motivato o hai bisogno d'incrementare la tua motivazione? Fidati di me: questa è una fase fondamentale perché un passo falso in questa fase iniziale potrebbe portarti a perdere il focus sull'obiettivo e non raggiungere i risultati sperati.

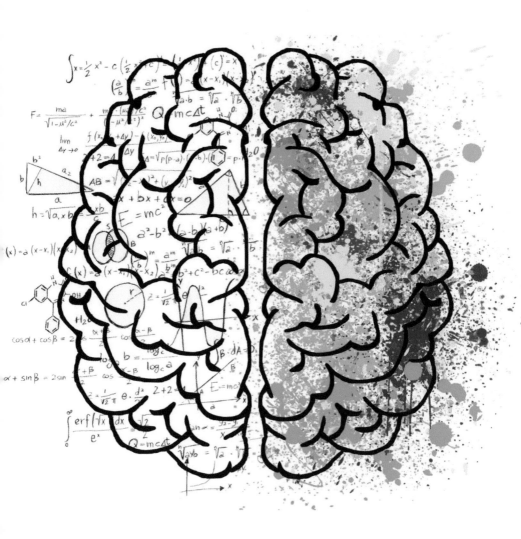

Se inizi a considerare in maniera diversa il cibo, l'allenamento e la percezione del tuo corpo, acquisirai il giusto atteggiamento per cambiare in maniera corretta. Prima di tutto smetti di pensare che la dieta serva solo per perdere peso: le diete restrittive NON funzionano. Prima di tutto una dieta restrittiva potrebbe mettere a rischio la tua salute e la tua mente: i sacrifici sarebbero così estremi che fisico e cervello non riuscirebbero a stare al passo con la perdita di massa grassa. Devi iniziare a considerare la dieta come un aiuto, un piano B, una soluzione secondaria: la cosa davvero importante è avere un piano alimentare corretto, ricco di alimenti sani e nutrienti che possano portare benefici a tutto il corpo. Quando ti dico di riconsiderare seriamente in maniera diversa la percezione del tuo corpo intendo proprio questo: devi essere consapevole dei tuoi difetti e dei tuoi limiti, ma anche degli aspetti positivi del tuo fisico. E se qualcosa non ti piace? Puoi modificarla attraverso un programma ben studiato, affidandoti a professionisti e rimanendo costante e sempre motivato.

La programmazione è necessaria per cambiare le proprie abitudini e trasformare quelle cattive in comportamenti corretti: in questo caso è fondamentale scegliere degli obiettivi realistici. L'obiettivo deve quindi essere S.M.A.R.T.:

- Specifico: ovvero riferito solo a ciò che desideri veramente. Allontana le immagini negative e accogli solo quelle positive. Ad esempio, se l'obiettivo è eliminare quell'accenno di pancetta non dirai "Voglio eliminare la mia enorme pancia", ma "Voglio ridurre il mio gonfiore addominale". Fa tutto un altro effetto, vero?

- Misurabile: l'obiettivo dovrà poter essere controllato e misurato in termini quantitativi e qualitativi.

- Attivabile: cioè un obiettivo che si può realizzare grazie alle tue capacità.

- Realistico: ogni obiettivo dev'essere necessariamente raggiungibile grazie alle risorse di cui disponi attualmente così che la motivazione e l'autostima non vengano meno durante il processo.

- Temporizzato: l'obiettivo dovrà essere circoscritto e limitato a un lasso di tempo misurabile e quantificabile, cioè dovrà avere una data d'inizio e una di fine.

Ma non è finita qui. Tutti ci siamo trovati almeno una volta nella vita a pensare che in un dato momento avremmo dovuto avere una forza di volontà maggiore, sbaglio? Parliamo di grinta, motivazione, tenacia e spirito di sacrificio, tutte cose che non sempre siamo disposti a mettere in gioco e che, ancora più spesso, sentiamo di non possedere proprio. Ma, la maggioranza delle volte, questa mancanza non proviene da fattori esterni: gli unici responsabili siamo noi.

Ecco perché diventa fondamentale riuscire anche ad aumentare, sviluppare o rimettere in gioco la propria forza di volontà.

Con forza di volontà mi riferisco alla capacità di resistere alle tentazioni esterne per ottenere dei risultati nel lungo termine: è un meccanismo di autocontrollo che ci permette di raggiungere degli obiettivi specifici. In termini neurologici, la forza di volontà si riferisce all'equilibrio che esiste tra ragione e impulsi.

Se ci pensiamo, nella vita di tutti i giorni siamo sottoposti a scelte continue che potrebbero compromettere alcuni dei nostri obiettivi e che sentiamo, invece, di dover affrontare. Pensiamo, ad esempio, all'impatto che produce la stanchezza sulle scelte alimentari: a quanti di noi è capitato di scaricare la tensione su una fetta di torta alla fine di una giornata particolarmente stressante? Ecco, la forza di volontà è il meccanismo che ci permette di non cedere a quella tentazione, che è motivata unicamente da stanchezza e non da appetito, ripiegando su scelte più corrette, magari un frutto.

La nostra forza di volontà funziona come un muscolo: spesso non siamo in grado di controllarla, ma grazie a un costante allenamento mentale saremo noi a decidere quando e in quale modalità metterla in pratica per raggiungere i nostri scopi. È una componente fondamentale per una mente e un corpo sani.

In un percorso di cambiamento, però, non possiamo affidarci esclusivamente alla forza di volontà. È importate capire come gestirla e riconoscere quando è possibile soddisfare un piacere o una voglia.

Ora che abbiamo posto le premesse iniziali per il cambiamento, vediamo in quanto tempo esso può dirsi concluso.

Un anno? Forse due? No, bastano in media sei mesi.

Nel paragrafo precedente abbiamo compreso che ci impieghiamo circa ventuno giorni affinché un cambiamento possa diventare un'abitudine.

Questa abitudine potenziante impiega in media sei mesi per radicarsi in noi. Coperto questo arco temporale possiamo essere soddisfatti di noi stessi ed essere consapevoli che quell'abitudine, farà parte della nostra vita. Ma non è finita qui.

Sei mesi sono il tempo necessario per fare in modo che i cambiamenti che andremo ad apportare si trasformino in vere e proprie abitudini e che queste abitudini vengano consolidate fermamente. La maggior parte delle persone potrebbe subire alcune ricadute durante le prime settimane, per altri invece bastano 4 mesi per consolidare una nuova abitudine all'interno della propria routine.

Ovviamente le tempistiche sono soggettive, ma una cosa può essere generalizzata: il processo di miglioramento non termina dopo sei mesi. Questo è il tempo richiesto per raggiungere un determinato obiettivo. Avremo la certezza d'essere migliorati e di aver raggiunto davvero l'obiettivo, ma il lavoro non può dirsi concluso, anzi, siamo ancora all'inizio.

Consigli pratici per mantenere alta la motivazione:

1. Pianifica la tua routine

Scrivi su un diario, un'agenda, sulle note del telefono gli impegni della giornata seguente, programmando anche i momenti liberi e organizzando gli eventi secondo la loro priorità. Consiglio: lascia spazio anche agli imprevisti.

2. Dormi almeno 7-9 ore

Crea una routine del sonno e cerca di rispettare gli orari giusti per riposare. Se pensi di non avere tempo, svegliati un'ora prima e dedicala a te stesso. Se credi che il tempo a tua disposizione sia poco, imposta la sveglia un'ora prima e dedicati alla tua mente e alla tua salute per 60 minuti.

3. Circondati di persone positive

Evita le persone negative, gli invidiosi e chi ti provoca stress. Nessuno conosce i tuoi obiettivi e la tua fatica: circondati solo di persone in grado di capirti e di aiutarti nel tuo percorso.

4. Non inventare scuse

Non cercare scuse se la tua motivazione è scarsa: dipende tutto da te, sempre. Ricorda, però, che ogni volta che rimandi un allenamento o l'inizio della dieta fai del male solo a te stesso.

5. Non vedere la dieta come qualcosa di restrittivo

Pensa alla dieta come a qualcosa di positivo per te stesso e la tua salute.

Dieta non vuol dire restrizione. Seguire un regime alimentare corretto apporta benefici a tutto il nostro organismo, mente e fisico.

6. Non sgarrare per due giorni consecutivi

Concediti un solo giorno libero alla settimana, un pasto preferito, un dolce o uno snack. Ma solo uno: evita di sgarrare per giorni consecutivi e concediti un premio saltuario.

7. Non passare più di 2 giorni consecutivi senza allenarti

Una volta acquisito il ritmo, gli allenamenti non saranno più un problema. Almeno per i primi tempi cerca di non far passare troppo tempo da una sessione all'altra. Cerca di mantenere in movimento il tuo corpo e il tuo cervello il più possibile.

8. Premiati

Premiati alla fine di una settimana soddisfacente, dopo un allenamento ben fatto, dopo un obiettivo raggiunto. Regalati una ricompensa che sia frutto dei tuoi sforzi e dei tuoi sacrifici. Il miglioramento non deve diventare un'ossessione. La cosa fondamentale è bilanciare il benessere del corpo e della mente. Se diventi veramente consapevole di questo sei su un'ottima strada.

1.8 Prendi a schiaffi "Un giorno...."

Cosa impedisce alle persone di raggiungere risultati o di fare quel primo passo, di prendere quella decisione che può cambiare loro la vita?

È "Un giorno..."

Un giorno io...

Un giorno farò questo, un giorno farò quello, un giorno quando mi sarò laureato, quando andrò a vivere da solo, quando avrò finito di pagare il mutuo, quando i bambini saranno cresciuti... Un giorno.

Eppure quel giorno non arriva mai.

"Un giorno" è un orizzonte lontano nel panorama della tua mente.

"Un giorno" è pericoloso e paralizzante.

Quel giorno è qui, adesso.

Fai che quel giorno sia OGGI.

Ti faccio una domanda.

Hai mai guidato trovando tutti i semafori verdi?

Sfortunatamente, quando si tratta di prendere in mano la propria vita, le persone continuano ad aspettare il momento perfetto. Aspettano che tutti i semafori siano verdi, il che li porta a spostare tutto a quel "giorno".

Chiedi a chiunque stia cercando di iniziare ad allenarsi seriamente o a mettersi a dieta per trasformare il proprio corpo e per sentirsi meglio: "Perché non hai ancora cominciato? Cosa stai aspettando?"

Hanno sempre qualche scusa.

"Sto aspettando settembre".

"Sto aspettando il nuovo anno".

"Sto aspettando lunedì"

"Sto aspettando questo..."

'"Sto aspettando quello..."

Il filo conduttore è sempre lo stesso: "Sto aspettando"

Ma cosa stai aspettando? Un giorno!

Purtroppo, queste riserve mentali si rinnovano in continuazione, lasciando chi cerca un'opportunità bloccato all'interno della stessa routine per anni.

Per essere più chiaro nel caso non lo sia stato abbastanza: non esiste il momento perfetto.

Il giorno è oggi. Oggi è adesso. Una settimana è fatta di 7 "oggi" messi in fila e un anno ne conta 365.

L'oggi è tutto ciò che possiedi e, se aspetti, le opportunità se ne andranno.

Il tuo viaggio verso il raggiungimento del tuo obiettivo, che sia un obiettivo fisico, professionale o di vita (poco cambia) non inizia mai e gli anni passano.

Mentre le opportunità svaniscono, indovina cos'altro scompare? Il tempo.

Si, mentre il tempo passa, scorre anche la sabbia nella clessidra della tua vita. Ogni granello, "un giorno".

Cap. 2 - Secondo Pilastro: L'alimentazione

Ciò che mangiamo definisce chi siamo.

"Lascia che il cibo sia la tua medicina e la medicina sia il tuo cibo" (Ippocrate)

Quando si parla di alimentazione sana è bene puntualizzare che non stiamo parlando di una dieta, ma di un vero e proprio stile di vita. Partiamo da una premessa: tutto quello di cui vi parlerò in questo capitolo vuole essere solo fonte d'ispirazione. Vi racconterò quello che io mangio e quali sono i cibi che mi fanno star bene, con lo scopo di proporvi, sulla base della mia esperienza personale, una via nella ricerca del proprio benessere.

Alimentazione sana significa usare cibi che contengono alcuni nutrienti rispetto ad altri e che sono quindi più equilibrati e bilanciati.

I nutrienti si suddividono in:

- Macronutrienti: proteine, carboidrati, grassi;

- Micronutrienti: vitamine e minerali.

Entrambi sono fondamentali per il nostro organismo al fine di produrre energia. Avere un'alimentazione sana significa fornire al proprio organismo tutti i nutrienti necessari. Per riuscire ad avere questo tipo di routine alimentare, però, è necessario conoscere i cibi giusti e saperli bilanciare fra loro.

Vediamo i macronutrienti:

- Proteine: in natura ne esistono circa 20 e sono costituite da amminoacidi. Ogni alimento ne contiene diversi e diverso è il modo in cui il nostro corpo riesce a sintetizzarli. Esistono proteine di origine animale e vegetale. Saranno fondamentali nella nostra alimentazione per mantenere la massa magra corporea. È bene tenere a mente che non bisogna esagerare.

- Carboidrati: una delle fonti principali di energia per il nostro corpo e che non deve mai mancare, soprattutto per chi fa sport. Si dividono in semplici e complessi. Tra i carboidrati semplici, detti anche zuccheri, troviamo: miele, saccarosio, caramelle, gelati, yogurt, frutta (datteri, uva in grandi quantità), latte (lattosio). Tra quelli complessi abbiamo: tutti i derivati dei cereali (pane, pasta, pizza) e i tuberi come le patate e la manioca. All'interno del nostro regime alimentare cercheremo di preferire i carboidrati complessi a quelli semplici, per evitare un picco glicemico, evento legato all'indice e carico glicemico del cibo. Tuttavia, in diversi ambiti della vita, la miglior soluzione è sempre l'equilibrio.

- Grassi: la seconda fonte energetica per il nostro organismo. Si distinguono in saturi e insaturi: frutta secca, avocado e olio di oliva sono i migliori insaturi e a loro va la prima scelta. I grassi di origine animale e quelli che rientrano negli alimenti confezionati andrebbero evitati.

Quindi, se il nostro obiettivo è modificare il nostro corpo, il nostro metabolismo e ottenere risultati concreti non bisogna sottovalutare il potere di uno stile di vita sano. Ecco perché è necessario seguire un'alimentazione corretta e bilanciata.

Affinché il corpo possa funzionare bene a livello metabolico, è necessario che disponga di tutti i nutrienti essenziali nelle giuste dosi e per fornirglieli bisogna seguire una dieta equilibrata. Gli alimenti fondamentali che io ho inserito nel mio piano alimentare sono soprattutto legumi, cereali, verdura e frutta fresca e proteine di varia natura.

Perché questa necessità di seguire una dieta equilibrata? Presto detto.

Quando assumiamo cibi che contengono le giuste dosi di nutrienti, viene lasciato meno spazio agli alimenti più calorici e, di conseguenza, si ha una minore possibilità di aumentare di peso. Snack, patatine, merendine e prodotti da fast food contengono "calorie vuote", ovvero calorie con basso valore nutritivo che vengono trasformate in grasso dal corpo. Nonostante ciò, questi cibi sono densamente calorici. Questo significa che una minima quantità in termini di volume apporta una grande quantità di calorie.

Pensiamo ai carboidrati: forniscono energia buona e quelli ideali si trovano all'estremità inferiore della scala glicemica. Questa scala, o meglio indice, classifica gli alimenti da 1 a 100, posizionando quelli che forniscono ecces-

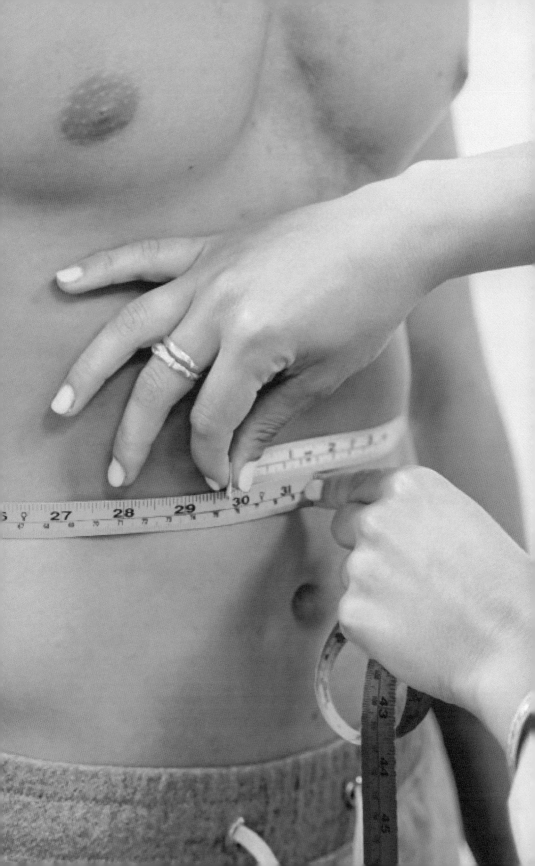

sive dosi di zucchero, e sono quindi meno sani, all'apice della classifica. I carboidrati complessi, al contrario, impiegano più tempo per scomporsi nel corpo e quindi non provocano voglia di alimenti zuccherini. Ecco il motivo, ad esempio, per il quale dopo aver mangiato un piatto di pasta non sentiamo i morsi della fame.

Inoltre, l'assunzione dei giusti nutrienti apporta notevoli benefici a tutto il nostro corpo:

- Abbassa la probabilità di ammalarsi;

- Aumenta la funzione vascolare;

- La corretta assunzione di vitamine A, B, C, D, E, ferro e zinco protegge il sistema immunitario e aiuta a regolare il livello di colesterolo nel sangue;

- Ci si riprende più rapidamente da un'infezione.

Non dimentichiamoci dell'apporto energetico: l'energia utilizzata dal nostro corpo viene prodotta dal cibo. Maggiore è l'assunzione di cibi ricchi di nutrienti, maggiore sarà l'energia che il nostro corpo riuscirà a ricavare in un tempo più lungo. Diversamente, se vengono assunti cibi zuccherini, questi forniranno energia per un tempo limitato perché subito digeribili. Ciò comporta aumento del senso di fame e poca/scarsa energia.

Altri alimenti da includere assolutamente sono gli acidi grassi omega3, ottimi per il cervello e per la memoria e d'aiuto contro disturbi come la demenza, la depressione e la schizofrenia. Quindi sì a kiwi, avocado, noci e salmone che sono per eccellenza quelli più ricchi di omega3.

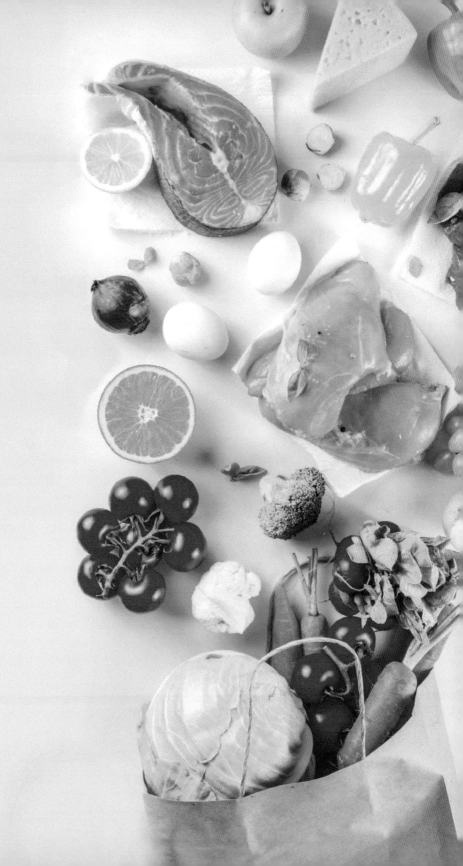

Un'alimentazione sana, inoltre, parte sempre dall'acquisto degli alimenti, che va eseguito in modo logico. La spesa non deve essere né troppo re-strittiva né troppo libertina: bisogna comprare gli alimenti corretti, magari che non abbiamo mai provato prima. In cucina la routine è un deterrente alla motivazione, mentre la sperimentazione porta a scoprire nuovi piatti e sapori, cosa che di solito dà allegria. Cerca di dedicarti personalmente alla spesa tenendo in mente questi piccoli suggerimenti:

Impara a leggere le etichette cercando i cibi più sani e quelli che contengono maggiori nutrienti;

Evita i prodotti con troppi zuccheri aggiunti;

Occhio ai prodotti light: spesso hanno pochi grassi ma molti zuccheri;

Poco calorico non sempre è sinonimo di salutare.

2.1 Perché il 90% delle diete fallisce?

Quello che accomuna qualsiasi persona o atleta che ha deciso di mettersi in forma è sicuramente l'inizio della dieta, per molti la parte più complessa. È essenziale che nulla sia lasciato al caso, né la motivazione che ti spinge a iniziare né la voglia di perdere qualche chilo di troppo per migliorare la tua forma fisica. Tutti abbiamo provato a seguire una dieta almeno una volta e sappiamo quanto sia difficile portarla avanti senza cedere alle tentazioni. Il più delle volte ci troviamo a mollare già dopo pochi mesi e iniziamo a reintrodurre alimenti completamente sbagliati.

Ma perché le diete falliscono?

Le motivazioni possono essere diverse: scarsa motivazione, cibi sbagliati, tentazioni continue, piano alimentare inadeguato (troppo vario o troppo noioso).

Ciò che è fondamentale capire è che il nostro organismo è una macchina complessa e le variabili da prendere in considerazioni sono tante: non basta eliminare il pane per perdere peso e neanche affidarsi a quelle diete tanto pubblicizzate che promettono di perdere 3 chili in 7 giorni bevendo solo centrifugati. È vero, potresti anche riuscire a perdere quei chili in quei pochi giorni, ma il vero problema sorge dopo: come evitare di riprendere peso e mantenere in atto tutte le strategie che ci permettono di consolidare il risultato ottenuto nel tempo?

Ora ti svelo un trucco: in quelle diete, di quei 3 chili persi, l'80% sono liquidi e solo il 20% è grasso!

Un dimagrimento celere implica disidratazione e perdita di massa magra: ecco perché dopo pochi giorni i risultati saranno così "miracolosi". Peccato che, dopo questo sprint iniziale, la perdita di peso avverrà nella misura di 1 chilo di grasso ogni 15 giorni.

Ecco quindi che entrano in gioco l'ansia e la frustrazione. La dieta non sembra funzionare e molti inizieranno a togliere ancora più calorie andando incontro a un blocco metabolico e a un possibile aumento di peso (di male in peggio). Ma considerando che la dieta non è un miracolo, bensì una scienza che si basa su pilastri solidi, è necessario che il piano alimentare risponda a determinate caratteristiche:

- Deve basarsi su un deficit calorico calcolato su base settimanale, sempre che il tuo obiettivo sia il dimagrimento; se invece l'obiettivo fosse l'aumento di massa muscolare, deve basarsi su un aumento dell'introito calorico settimanale;

- Deve prevedere cicli di dieta di durata limitata basati sulla persona per la quale è pensata;

- Deve tener conto della sostenibilità: ritmo di vita della persona, lavoro, famiglia, relazioni, ritmo circadiano, svago, sport, ecc...

- Deve tener conto della quantità di macronutrienti;

- Deve assicurare la salute generale del corpo ed evitare d'incorrere in un blocco metabolico;

- Deve essere associata all'attività fisica.

Ognuno di questi punti è una tessera nel mosaico di una dieta sana, salutare ed equilibrata. Nella dieta è necessario che il corpo accusi anche un po' il senso di fame: è questo il segnale del corretto funzionamento del deficit calorico che si traduce nel dimagrimento. Come funziona? Il cervello riconosce che il cibo ingerito non basta per preservare il fisico e quindi utilizza le riserve lipidiche per produrre energia. Questo processo durerà il tempo necessario affinché il corpo si abitui a riconoscere la situazione di deficit come normale. In questo modo il metabolismo decelererà e utilizzerà le calorie introdotte andando a ottimizzare il bilancio energetico. Il risultato di questo processo è l'abbassamento del fabbisogno calorico giornaliero fino al raggiungimento dell'introito calorico al quale stai abituando il tuo corpo.

Questo significa anche che, per il momento, non si potrà dimagrire oltre: ci troviamo nella omeostasi, ovvero un equilibrio. L'errore da principianti per chi si trova in questa situazione è ridurre ancora le calorie. Questo provoca un blocco metabolico e ferma il dimagrimento, con possibile aumento di peso. In questo momento bisogna rialzare la quota di calorie, per poi riabbassarle successivamente.

Il processo di dimagrimento, inteso come perdita di grasso e non perdita di peso, non sarà lineare. Come tutti i processi di cambiamento oscillerà nel breve termine, ma a lungo termine, se si seguiranno determinate linee guida, porterà sicuramente i suoi frutti. Anche qui la costanza è un fattore fondamentale.

La dieta, infatti, non è un processo semplice e può esser influenzata da diversi fattori. Quelli che sicuramente interessano la maggior parte delle persone sono legati ai cibi. Vediamo ora nel dettaglio i falsi miti sull'alimentazione che è necessario conoscere per non sbagliare e per scegliere i migliori cibi da assumere.

2.2 Falsi miti sull'alimentazione

Vengono affermate un sacco di cose a riguardo della sfera alimentare, alcune sono vere e scientificamente provate, altre sono invece discutibili. Vediamo ora alcuni falsi miti che sicuramente avrai già sentito e spieghiamo rapidamente perché sono errati:

"La frutta va mangiata lontano dai pasti": ERRATO! La letteratura ci dice che è necessario consumare almeno 2 porzioni di frutta al giorno, in qualsiasi momento della giornata.

"I carboidrati non vanno mangiati mai a cena perché fanno ingrassare": ERRATO! Non importa il momento in cui il carboidrato viene mangiato, ma conta la quantità quotidiana che viene assunta. Per un'alimentazione equilibrata è necessario non mangiarne più del dovuto e consumarli in porzioni adeguate al proprio fisico. È bene evitare di accompagnarli con condimenti troppo elaborati che rendono la digestione più difficoltosa.

"L'acqua non va bevuta durante i pasti": ERRATO! Assumere acqua durante i pasti migliora la consistenza degli alimenti agevolandone la digestione e favorendo il senso di sazietà, portando a ridurre la quantità di cibo assunto durante il pasto. L'acqua è fondamentale per il nostro organismo, sia quella introdotta attraverso i liquidi sia quella assunta sotto forma di alimenti. Serve per le urine, le feci, la sudorazione, la respirazione e la traspirazione. Uno stato d'idratazione ottimale abbassa il rischio d'infortuni e rende il recupero dallo sforzo fisico più rapido: pensate che una perdita di acqua pari al 2% del proprio peso corporeo può sensibilmente ridurre la capacità di prestazione sportiva. Ecco perché è necessario bere anche durante l'attività motoria, soprattutto in sport come il calcio, il ciclismo, la corsa, il fitness e il tennis. La regolazione dei liquidi interni al corpo, infatti, si normalizza solo dopo 48 ore dalla prestazione sportiva.

"Lo zucchero di canna è migliore di quello bianco": NON è mai stato dimostrato da nessuno studio! Entrambi contengono saccarosio, ma in quello di canna si aggiunge qualche residuo di melassa a questa molecola e questo è ciò che gli dona quel sapore vagamente aromatizzato. Nella melassa, inoltre, sono contenuti alcuni minerali e vitamine, ma dato che lo zucchero viene assunto in dosi alquanto esigue, il residuo di melassa non apporta alcun beneficio al nostro organismo.

"Le proteine fanno male ai reni": ERRATO! Il loro consumo, soprattutto in diete proteiche, non causa alcun danno a reni o fegato. L'importante è assumere la dose adeguata (solitamente circa 1,5-2 gr di proteine per chilo di peso corporeo al giorno) consigliata dal nutrizionista. Le proteine, infatti, rilasciano azoto che si immette nel sangue e viene filtrato dal fegato e dai reni per poi essere espulso attraverso le urine. Chi dice il contrario semplicemente fa riferimento all'assunzione di quantità eccessive di proteine.

"Le uova aumentano il colesterolo": ERRATO!. Un uovo contiene circa 200mg di colesterolo, l'80% del quale è concentrato nel tuorlo. Ma questo colesterolo non va a impattare sul livello del colesterolo ematico: viene trasformato in nutrienti. Ciò che invece viene trasformato in colesterolo sono gli amidi e gli zuccheri contenuti nei dolci, ad esempio. Se il vostro problema è il colesterolo troppo alto, la prima cosa da fare è consultare il vostro medico e ridurre il consumo di zuccheri semplici.

2.3 Occhio alle quantità: bilanciare per prevenire e migliorare.

Alcuni alimenti possono essere assunti facendo sempre attenzione alla quantità e alla frequenza con la quale li assumiamo.

Per esempio:

Il caffè: una delle sostanze psicoattive più diffuse e amate al mondo. I principali benefici di questa bevanda sono dovuti ai numerosi antiossidanti contenuti al suo interno. Il corretto consumo prevede un massimo di 2-3 tazzine al giorno.

La carne rossa: la dose giusta è di circa 400gr di carne di manzo a settimana, meglio se bio e se mangiata sotto forma di carpaccio o cotta a basse temperature. Le carni conservate sono tutte pericolose, così come quelle che vengono trattate con estrogeni, antibiotici e derivate da animali nutriti con mangimi. Tra gli affettati, sì al prosciutto crudo: uno dei pochi che ha rigide regole di produzione e si conserva sempre sotto sale. Occhio però, come sempre, alle quantità.

Lo zucchero: la sua assunzione crea una stimolazione del sistema serotoninergico e quello dopaminergico cerebrale, ovvero provocano piacere. Quasi tutti gli alimenti ormai contengono zucchero, che in natura è impossibile trovare nella sua forma semplice. I dolcificanti sono da limitare fortemente: nonostante non ci siano studi su umani che provino un rapporto tra consumo di dolcificanti e l'insorgenza di cancro, è stato provato che provocano un picco insulinico.

Il fritto: uno dei nemici di ogni dieta, ma tallone d'Achille di tanti di noi. Il fritto, se fatto con oli con punti di fumo alti e consumato saltuariamente, è un buon alleato: stimola il fegato e migliora il metabolismo. È utile per chi soffre di sabbia biliare e per le donne che hanno un eccesso di estrogeni.

Il vino rosso: presenta molti polifenoli e una limitata quantità di alcol che lo rende d'aiuto per le patologie cardiovascolari. Il calice in alcuni pasti è uno sfizio che ci si può concedere.

Tra gli alimenti da preferire possiamo, invece, includere 10 super-cibi che riescono a velocizzare la metabolizzazione dei nostri grassi.

Quando si parla di velocizzare il metabolismo e di cibi bruciagrassi non si intende che con la loro sola assunzione si possa dimagrire, ma il messaggio che vorrei trasmettere è che, se vengono assunti determinati alimenti, il nostro metabolismo e il consumo del grasso corporeo vengono aiutati.

Tra questi alimenti ci sono:

Frutti di bosco: sono degli antiossidanti e regolano l'insulina nel sangue.

Il limone: ricco di vitamina C, aiuta l'equilibrio acido-alcalino depurando e stimolando il metabolismo.

I cetrioli: sono dei potenti brucia grassi. Da provare abbinati ai cibi piccanti per la loro super efficacia.

Gli asparagi: aumentano il senso di sazietà e, grazie al contenuto di vitamina B, stimolano il metabolismo.

Gli spinaci: contengono antiossidanti, vitamine, potassio, ferro e una grande quantità di fibre che aumentano il senso di sazietà e regolano il livello digli zuccheri nel sangue.

Il cioccolato fondente: grazie ai suoi antiossidanti, è un alleato nel dimagrimento. Da scegliere unicamente quello con cacao all'80% e nella quantità di 2 quadratini al giorno.

Lo zenzero: è un termogenico, attenua la tosse e il mal di gola.

Il sedano: attivatore del metabolismo e alimento ricco di fibre. È in grado di contrastare la ritenzione idrica agendo come diuretico.

Il peperoncino: svolge un'azione termotecnica oltre a proteggere l'apparato cardiovascolare e il cervello.

Le patate dolci: ricche di potassio, vitamina A e D aiutano ad abbassare i livelli di zucchero nel sangue.

2.4 Le regole alimentari per un corpo "Fit"

Vediamo ora, in questo paragrafo, alcune linee guida principali da seguire per creare un corpo "fit".

Per corpo "fit" si intende innanzitutto un corpo in salute, tonico e senza malattie o patologie. La percentuale di massa grassa per gli uomini sarà compresa tra 9% e 12% e nelle donne tra il 17% e 20%. Deve essere, inoltre, un corpo idratato: si consiglia di bere 1 L di acqua ogni 25 kg di peso corporeo.

Classifichiamo alcune regole base:

1. Il giusto quantitativo calorico

Esistono delle formule per calcolare il fabbisogno calorico totale che non può non dipendere dall'età, dal sesso e dalla vita dell'individuo. La formula più semplice e basilare è moltiplicare il peso per 30 se si vuole dimagrire, per 35 se si vuole mantenere il peso e per 40 se si vuole aumentare di peso. Ad esempio, se un individuo pesa 80kg e vuole aumentare la sua massa dovrà moltiplicare per 40. Il risultato sarà 3.200, che corrisponde al numero delle calorie che dovrà assumere per aumentare sicuramente la massa muscolare. In questo caso, sarà inevitabile aumentare anche un po' la massa grassa.

2. Il giusto quantitativo proteico

Le proteine sono necessaria sia che tu voglia aumentare la massa muscolare sia che tu voglia definirti. Le proteine si possono trovare nella carne, nelle uova, nel pesce e nei latticini. Di regola, come affermano gli studi, andrebbero assunti circa 1,5-2 gr di proteine per chilo di peso corporeo al giorno.

3. Limitare gli zuccheri semplici e inserire quelli complessi

I carboidrati sono una fonte d'energia vitale per chi pratica sport. È il macronutriente che fornisce maggiore energia facilmente impiegabile. Alcuni studi affermano che la giusta quantità è di circa 4-7 gr per chilo di peso corporeo nell'uomo e 3.5-6 gr/kg corporeo per la donna.

4. Meglio i grassi insaturi

Ovvero un elemento indispensabile per le membrane cellulari e per la sintesi degli ormoni. È consigliabile 1 gr di grassi per chilo di peso corporeo. Possono essere assunti mangiando alcuni tipi di pesci come il salmone, lo sgombro o il tonno, oppure utilizzando l'olio di sesamo, di mais e d'oliva.

5. Suddivisione dei pasti

È sempre meglio suddividere il totale dei nutrienti in più pasti, ad esempio facendo 3 pasti principali e 2 spuntini per arrivare ai pasti principali con meno fame, ma anche in questo caso rimane fondamentale la quota calorica che viene assunta durante i pasti.

6. Assumere un pasto proteico nel post-allenamento

Scegli cibi proteici ricchi di nutrienti facili da assorbire e con zuccheri semplici per velocizzare il processo di assorbimento. Preferisci sempre la fine dell'allenamento sia perché si aprirà la finestra anabolica, ovvero il breve periodo successivo ad un allenamento intenso in cui il muscolo scheletrico è massimamente predisposto ad incorporare e ad utilizzare i nutrienti per la sintesi di nuovo tessuto contrattile e per la riparazione di quello lesionato dall'attività fisica, sia perchè mangiare prima della seduta in palestra può causare un picco glicemico che potrebbe compromettere la prestazione.

7. Gli integratori

Non si tratta di pillole magiche né miracolose, ma sono un ottimo e valido alleato. Approfondiremo l'argomento nel paragrafo dedicato.

8. Bere 1L di acqua ogni 25kg di peso corporeo

Le cellule muscolari ben idratate sono capaci di una maggiore sintesi proteica. Inoltre, l'acqua aiuta il drenaggio dei reni e va a contribuire alla percentuale di acqua presente nel nostro corpo, circa il 75% della massa totale di un individuo.

9. No ad alcolici o bevande gassate

Sono sostanze assolutamente inutili per la produzione di energia. Vengono subito trasformate in grasso e favoriscono la dilatazione dello stomaco.

10. Il pasto libero

Almeno durante un pasto alla settimana concedetevi delle libertà. È un ottimo modo per non sentirsi schiavi del regime alimentare e per dare una sferzata al metabolismo.

Vi svelo, inoltre un ultimo segreto: studi scientifici affermano che mangiando verdure crude e ricche di fibre all'inizio del pasto avrete il vantaggio di abbassare l'indice glicemico del pasto che segue perché i carboidrati verranno assimilati in modo più graduale. Avere la glicemia sotto controllo prolungherà il senso di sazietà anche dopo il pasto e non incorrerete in quella fame che vi porta a mangiare tutto ciò che vi capita sotto gli occhi.

2.5 Alimentazione e sonno

Contrariamente a quanto generalmente si crede, il cibo grava parecchio sulla qualità del nostro sonno. Di notte l'attività metabolica è attiva ma rallentata, e alcune calorie che introduciamo vengono trasformate in energia e bruciate, altre invece vengono assimilate.

Alcuni cibi, però, favoriscono un buon riposo, mentre altri lo ostacolano: sì a legumi, frutta, spinaci, latte, banane, ciliegie, uova, pesce e carne. Da evitare spezie, insaccati, formaggi, soia, tofu, caffè, alcolici ed energy drink.

Ma se è vero che il cibo influenza il nostro sonno è anche vero che dormire troppo o troppo poco ha degli effetti sulla sensazione di fame e sull'aumento di peso. Se rimaniamo svegli troppo a lungo portiamo il nostro corpo a pensare di dover far fronte a un ulteriore periodo di veglia. Subentra lo stimolo della fame per far fronte alle energie che il nostro organismo pensa verranno spese, anche se fuori è notte fonda. Di contro, quando dormiamo più del dovuto il metabolismo rallenta andando a compromettere le sue abituali funzioni.

Una media di 7-9 ore a notte e la ricerca di un equilibrio sarà, anche in questo caso, la chiave fondamentale per riposare al meglio.

2.6 Integrazione e nutraceutica: falsi miti e verità

Poco fa ho accennato agli integratori e, per chiunque abbia una minima conoscenza dell'argomento, ne avrà sentite sicuramente di cotte e di crude. La grande confusione sul loro ruolo nasce da una mancanza d'informazione ed educazione sul loro corretto utilizzo e sui loro benefici. Pensando alla stessa parola, "integratore" fa riferimento a un elemento da inserire nell'alimentazione per apportare benefici al funzionamento del nostro corpo.

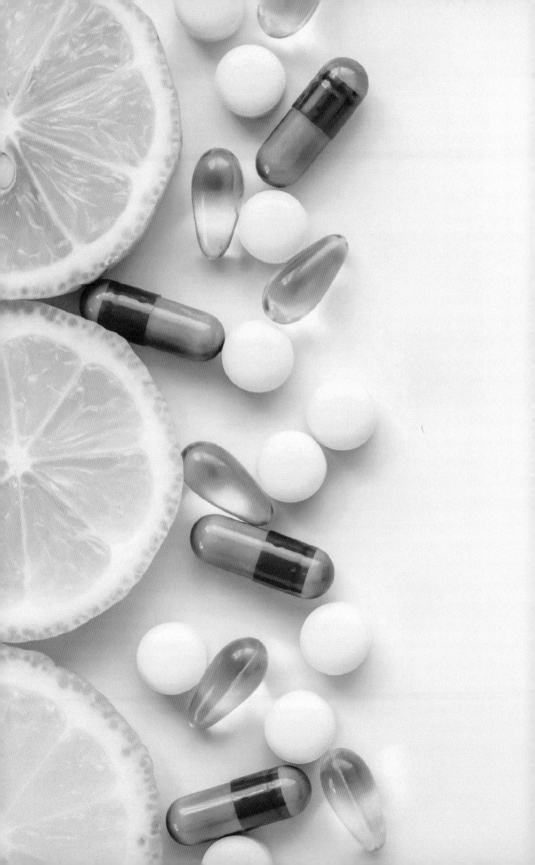

Il termine più corretto però è "nutraceutici": la parola unisce l'idea di nutriente e di farmaco, e fa riferimento all'effetto che queste sostanze avranno nell'organismo, ovvero uno simile a quello di un farmaco nonostante non possano essere considerate tali. Difatti, a differenza della farmacologia, la scienza della nutraceutica usa solo sostanze naturali. I principali luoghi comuni in merito a queste sostanze riguarda il loro supposto mancato assorbimento da parte dell'organismo, la possibilità che siano solo soldi sprecati, la loro inefficacia o addirittura dannosità e pericolosità (ma qualcuno ha mai letto il bugiardino dell'aspirina?).

Ciò che più mi sorprende è l'enorme ignoranza in materia e la ferma volontà di non informarsi: se l'educazione e l'informazione fossero il primo pensiero di ognuno di noi, non si avrebbe questa diffidenza verso i nutraceutici.

Ti pongo un quesito: "Secondo te l'arancio che mangiamo noi oggi ha la stessa quantità di Vitamina C dell'arancio mangiato da mia nonna negli anni '60?"

Assolutamente NO. Mia nonna ai suoi tempi non aveva bisogno di integrare nulla perché all'interno degli alimenti che mangiava erano presenti tutte le vitamine, minerali e micronutrienti necessari e in quantità adeguate al nostro organismo per stare bene e funzionare al meglio.

Purtroppo, al giorno d'oggi, con l'avvento della grande distribuzione e delle grandi catene i cibi non contengono le stesse percentuali di nutrienti dei cibi che venivano mangiati qualche decennio fa e così, per sopperire a queste carenze, sono nati gli integratori alimentari che, ad oggi, posso confermare essere sicuramente più controllati e più salutari di una fettina di petto di pollo che portiamo in tavola, con tutto ciò che ne concerne. Qui potremmo aprire un altro argomento di dibattito, ma non distogliamoci dall'argomento.

Il lato maggiormente positivo dei nutraceutici è che il loro effetto è misurabile: si possono valutare il livello di fatica, il dispendio energetico, la capacità di concentrazione, la qualità del sonno e della digestione senza dimenticare il recupero post-allenamento. Ma ciò che più importa è la modalità e la quantità d'assunzione di queste sostanze prima di riscontrare un effetto benefico sul nostro corpo. Una volta stabilita la quantità da assumere, possono essere presi in maniera continuativa, svolgendo regolarmente esami e valutazioni per controllarne l'efficacia. Per una corretta assunzione e prescrizione è necessario rivolgersi a un medico professionista, a un farmacista specializzato o alla vostra biologa-nutrizionista dopo aver effettuato un'anamnesi accurata e, talvolta, alcuni esami di laboratorio. Questo è il modo corretto per capire quali siano le carenze che necessitano di un trattamento.

Vediamo di seguito quali sono le sostanze in grado di mantenerci in salute grazie al loro ruolo di "scudo" contro malattie e infezioni e quali integratori possono darci un grande aiuto nel nostro processo di miglioramento fisico, che sia dimagrimento, tonificazione, definizione, aumento di massa muscolare o miglioramento della performance.

In ordine:

Multivitaminici e vitamina D: le vitamine funzionano da antiossidanti, come la A, E e C. Quelle del gruppo B sono coinvolte nel metabolismo energetico, la K1 nella coagulazione, la K2 nel metabolismo osseo, la vitamina D nella regolazione del ciclo cellulare, nel metabolismo del calcio e nella regolazione del sistema immunitario. Il dosaggio dipende dal loro valore ematico, ma in generale è preferibile assumere 1000 - 2000 UI di vitamina D3 al giorno.

Inoltre, l'OMS (Organizzazione Mondiale della Sanità), consiglia di integrare ogni mattina con una capsula di multivitaminico, soprattutto nei periodi di cambio di temperature stagionali.

Antiossidanti: la produzione di energia nelle cellule ha come conseguenza la formazione dei radicali liberi: molecole che possono danneggiare le cellule e che sono anche complici dell'invecchiamento. In natura esistono sostanze antiossidanti che non necessitano di eccessivi dosaggi. Da preferire il coenzima Q10 e l'acido alfa-lipoico: il loro consumo può variare da 50 fino a 150 mg al giorno per quanto riguarda il Q10, mentre per l'alfa-lipoico partiamo da 400 fino a 800 mg al giorno. Questi integratori antiossidanti sono fondamentali per mantenere l'omeostasi, quindi l'equilibrio corporeo, e per prevenire l'insorgenza di tumori.

Omega-3: necessario per la regolazione del livello infiammatorio dell'organismo, apporta anche benefici a tutti i tessuti. Favorisce il mantenimento dei normali livelli di trigliceridi nel sangue e la normale funzione cerebrale e visiva. Da preferire le pastiglie da conservare in un luogo fresco, in capsule scure e rigide. Come dosaggio è consigliata l'assunzione di 1-2 mg al giorno. Come il multivitaminico, anche per gli Omega3 è consigliata l'assunzione da parte dell'OMS, soprattutto nel contesto di diete mediterranee dove c'è una forte presenza all'interno degli alimenti di Omega-6, che è, invece, un elemento infiammatorio; gli Omega3, avendo una funzione antinfiammatoria, regolano tale processo.

Proteine in polvere: da assumere in rapporto all'allenamento per raggiungere l'introito proteico giornaliero e massimizzare l'aumento di massa muscolare. Diventano molto utili durante il post-allenamento. Da assumere associate a un frutto durante la finestra anabolica di cui parlavo precedentemente.

Barrette proteiche: hanno la stessa funzione delle proteine in polvere, con la sola differenza che presentano una quantità zuccherina leggermente maggiore. Le portiamo ovunque ed è sempre comodo averne una scorta per far fronte a quei momenti in cui, per questioni di tempo, non possiamo permetterci una pausa troppo lunga.

Aminoacidi: sono l'unità strutturale di base delle proteine. La loro funzione primaria è quella di intervenire nella sintesi proteica, necessaria per far fronte ai processi di rinnovamento cellulare dell'organismo; oltre a questa funzione, hanno anche una modesta importanza nella produzione energetica e nell'accelerazione dei tempi di recupero post-allenamento.

Erbe depurative e drenanti: come il tarassaco, betulla, pilosella, orthosiphon, rusco, verga d'oro che favoriscono il drenaggio dei liquidi corporei, soprattutto per le ragazze che tendono ad accumulare liquidi dalla vita in giù; favoriscono le funzioni depurative dell'organismo, stimolano il metabolismo, migliorano la funzionalità del microcircolo delle vie urinarie e diminuiscono la pesantezza delle gambe.

Piante adattogeniche: sono erbe che hanno la capacità di potenziare l'organismo e renderlo più tollerante verso gli agenti stressanti. Tra le loro proprietà è riconosciuto anche il potere tonificante e rilassante. Le più famose sono la rodiola rosea (con dosaggio consigliato che va da 150 a 300 mg al giorno), il ginseng (da assumere circa 200 mg al giorno), l'ashwagandha (con dosaggio che va dai 300 ai 600 mg al giorno) che può essere di aiuto per tutte quelle persone che si sentono nervose o vivono una vita molto stressante.

2.7 L'importanza dell'idratazione: gli svantaggi di bere poca acqua su muscoli, mente e corpo

Abbiamo visto quanto sia importante assumere quotidianamente la giusta quantità di acqua e liquidi. Non si tratta solo di mantenere il nostro organismo idratato, la scarsa assunzione d'acqua porta notevoli svantaggi anche ai nostri muscoli ed è una cattiva abitudine che va assolutamente corretta. I benefici che ci porta una giusta idratazione sono ormai noti a tutti e non starò qui a ripeterli, non voglio annoiarti!

Vediamo, invece, quali sono gli effetti della disidratazione:

- Crampi, affaticamento e perdita del tono muscolare

Questo succede perché il tessuto muscolare è costituito per un'altissima percentuale da acqua e bassi livelli d'idratazione portano a uno squilibrio negli elettroliti e nei minerali che assicurano il corretto funzionamento dei muscoli. Quindi bisogna mantenersi sempre idratati, soprattutto durante l'attività fisica e gli allenamenti perché il sudore ci porta alla perdita di acqua e di sali minerali.

- Pelle secca e stitichezza

Questi due fattori sono spesso rilevati in concomitanza con un aumento di peso e un accumulo di liquidi, la cosiddetta ritenzione idrica. Infatti, un organismo in salute elimina le tossine soprattutto attraverso il sudore. Quando l'acqua nell'organismo è poca, il corpo tende a conservarla e questa condizione porta a gonfiore e aumento di peso.

- Patologie renali

Tra gli effetti più gravi della disidratazione troviamo i problemi legati al funzionamento dei reni. Bere poca acqua porta all'aumento della possibilità di sviluppo di calcoli e a possibili infezioni delle vie urinarie.

- Mal di testa e perdita di concentrazione

La scarsa idratazione provoca cefalea ed emicrania e ostacola la naturale concentrazione. Questo perché non bevendo priviamo il nostro corpo degli importanti effetti benefici che l'acqua ha anche sul nostro cervello, composto soprattutto da acqua.

Per riuscire a bere di più tieni sempre a portata di mano una bottiglia d'acqua: a lavoro, durante l'allenamento, mentre fai una passeggiata o in bella vista sulla tua scrivania. Cerca di bere spesso durante la giornata; la dose consigliata è di 1 L di acqua ogni 25kg di peso corporeo. Se hai davvero tanta difficoltà a ricordarti di bere, usa un'app sul tuo cellulare. Ne esistono diverse che hanno proprio la funzione di ricordarti di bere a scadenze regolari durante la giornata.

Ricorda, inoltre, che anche alcuni alimenti possono apportare liquidi al tuo corpo. Quelli che contengono una percentuale di acqua superiore al 90% sono:

- L'anguria;

- Gli spinaci;

- I cetrioli;

- Il sedano;

- I broccoli;

- Fragole, melone, cavolfiore, peperoni verdi, pomodori, ravanelli e carote.

Adotta una dieta sana ed equilibrata, fai movimento e ricordati di bere sempre. Corpo, muscoli e mente ti ringrazieranno.

In questo capitolo abbiamo approfondito quanto siano importanti l'alimentazione, l'integrazione e l'idratazione se si vuole raggiungere uno stato di benessere psicofisico, trasformare il proprio corpo e diventare una fonte inesauribile di energia.

Nel prossimo capitolo scopriremo il terzo fondamentale pilastro.

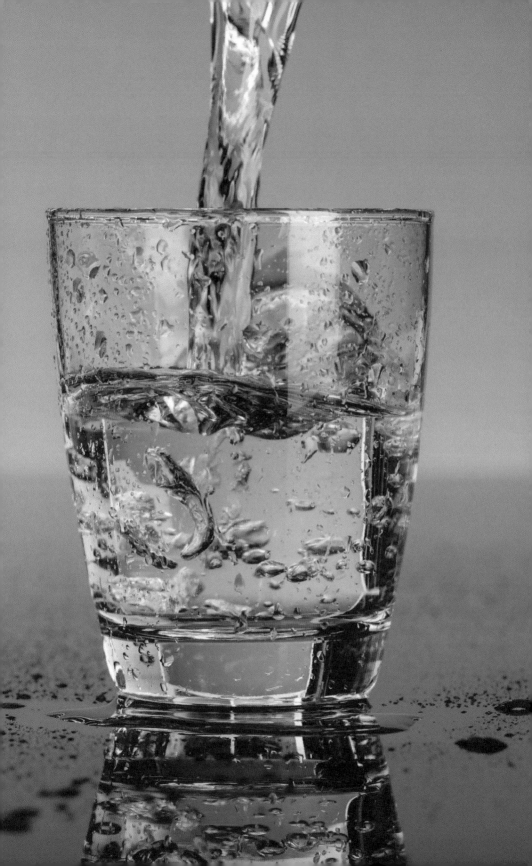

Cap. 3 - Terzo Pilastro: allenamento fisico

Inizia la trasformazione corporea

"Costruisci una routine vincente perché la ripetizione è la madre di tutte le eccellenze."

(Anonimo)

È un pilastro della tua vita a cui non puoi rinunciare se vuoi raggiungere il totale benessere e il massimo stato di salute.

Allenarsi attiva all'interno del nostro corpo alcuni processi fisiologici, che non sto qui a spiegare nel dettaglio, che a loro volta rendono il nostro corpo più vivo, forte, con un sistema immunitario vigoroso e di conseguenza ne gioverà anche la nostra mente e tutte le persone a cui siamo vicini.

Ormai è scientificamente provato che ogni aspetto della nostra persona può trarre benefici dall'esercizio fisico: la salute, la mente, il corpo, i muscoli, gli organi, le articolazioni, le relazioni, l'energia e tanto altro ancora di cui parleremo nei prossimi paragrafi.

L'allenamento deve diventare un piacere, uno stile di vita che ci aiuti a vivere meglio e a conoscerci meglio. Bisogna imparare ad ascoltare tutti quei segnali, non sempre silenziosi, che il corpo ci invia in ogni momento e che possono essere la chiave del nostro benessere.

Il benessere è un dono di cui abbiamo il dovere di prenderci cura!

3.1 I benefici di un'attività fisica regolare

Lo svolgimento regolare di attività fisica contribuisce a migliorare ogni aspetto della nostra vita: ci mantiene attivi e previene l'invecchiamento cellulare e muscolare. Attraverso l'evoluzione il nostro corpo è predisposto a rispondere a particolari necessità fisiche come la corsa, la fuga, il salto, il sollevamento di pesi. Quindi, possiamo dire senza ombra di dubbio che il corpo è predisposto a essere allenato.

La scarsa attività fisica porta allo sviluppo di problemi, disturbi e malattie che potrebbero intaccare negativamente il nostro organismo e portare a un processo di logoramento lento e irreversibile.

Complice la tecnologia, i moderni mezzi di trasporto e il poco tempo a disposizione l'uomo è sempre meno incline alla pratica dell'attività motoria. Questo fattore, combinato ad una scarsa possibilità d'azione, è un importante ostacolo al mantenimento di uno stile di vita sano: se ci pensiamo, tutti i passi avanti che l'uomo ha fatto nella sua storia hanno certamente portato migliorie e benefici alla nostra vita, ma ci hanno anche spinto verso una sedentarietà sempre maggiore.

Ma cosa accade al nostro corpo quando facciamo attività fisica? Ci hai mai pensato? L'esercizio spinge il nostro corpo all'autocontrollo, migliora il rendimento fisico e accelera i processi mentali. La letteratura continua a fornirci numerosi esempi di benefici che lo sport apporta al nostro organismo. Quando facciamo sport il nostro corpo produce diverse sostanze che apportano alcune modifiche fisiologiche al nostro organismo: nessuna problematica, sono tutti benefici al 100%.

È scientificamente dimostrato che l'attività fisica svolta in maniera regolare riduce il rischio di malattie, migliora la salute, migliora la flessibilità, le energie e la forza. Ma gli effetti benefici sono davvero tanti. Proviamo a riassumerli:

- Migliora la tolleranza al glucosio quindi viene ridotta la possibilità di ammalarsi di diabete;

- Previene l'ipercolesterolemia e l'ipertensione, ovvero riduce i livelli del colesterolo nel sangue e la pressione arteriosa;

- Abbassa la probabilità d'insorgenza di malattie cardiache;

- Previene e riduce l'osteoporosi e il rischio di fratture, aumentando la massa ossea;

- Riduce i sintomi di ansia, stress e depressione, combatte il cattivo umore, protegge dall'Alzheimer e consolida la memoria;

- Favorisce il benessere psicologico attraverso lo sviluppo dell'autostima e dell'autonomia.

Possiamo quindi dire che l'attività fisica è una medicina naturale per il nostro corpo.

Infatti non serve solo a prendersi cura del nostro corpo. È un farmaco che, una volta entrato in circolo, agisce su ogni singola cellula, organo, muscolo e ci mantiene vivi. Il movimento aiuta a restare in forma, mantiene giovane il nostro scheletro, i nostri muscoli e il nostro cuore. Praticando sport in maniera regolare allunghiamo la nostra vita!

Possiamo distinguere due tipologie di attività che fungono da veri e propri toccasana per il nostro corpo: l'attività aerobica, quella che si attiva dopo 5 minuti di sforzo ininterrotto, e quella anaerobica.

L'attività aerobica è un ottimo alleato per cuore e polmoni. Durante il suo svolgimento il tessuto muscolare usa l'ossigeno per sintetizzare l'ATP, ovvero la molecola che fornisce energia al nostro organismo. Durante questo tipo di attività la richiesta d'ossigeno del nostro corpo aumenta e di conseguenza aumenta anche il carico di lavoro per cuore e polmoni, andando a stimolare la circolazione che porterà una quantità maggiore di sangue a organi e tessuti, senza però spendere energie in eccesso. L'attività aerobica, inoltre, tiene sotto controllo la pressione, previene il diabete, favorisce l'abbassamento del colesterolo ed è complice della riduzione d'insorgenza di tutte le malattie cardiovascolari. Il consiglio è di svolgerla in maniera moderata, controllata e progressiva.

Un altro beneficio che possiamo riscontrare riguarda l'osteoporosi: i soggetti che ne soffrono hanno una possibilità maggiore d'incorrere in fratture. L'attività motoria offre loro miglioramenti per quanto riguarda la stabilità, la postura, l'equilibrio, la deambulazione e la coordinazione e, di conseguenza, riduce il rischio di incorrere in fratture e/o problematiche derivanti da esse.

Non possiamo non parlare dei benefici dell'attività motoria nella prevenzione del cancro, in particolare del tumore al colon, alla mammella e ai polmoni. La letteratura ci spiega come l'insorgenza del cancro sia spesso correlata a fattori quali l'obesità, la sedentarietà e un'alimentazione poco sana. L'attività fisica è d'aiuto anche durante la cura dei pazienti affetti da un gran numero di patologie, alleviando la stanchezza e i sintomi. L'attività fisica, inoltre, riduce la concentrazione di estrogeni, soprattutto nei tumori al seno, all'utero e alla prostata.

In ultimo, l'attività fisica è in grado di agire anche sul nostro sistema immunitario.

Quando facciamo sport stiamo inconsapevolmente rinforzando non solo i nostri muscoli, la nostra forza, il nostro fisico, ma anche il nostro sistema immunitario.

Il nostro sistema immunitario è composto da cellule che proteggono l'organismo dalle infezioni esterne. Il sistema immunitario riconosce come estranei tutti quei batteri che circolano nell'aria. Quindi tenta di attaccarli attraverso un meccanismo di difesa, che è suddivisibile in tre tipologie essenziali:

- Innato: agisce contro qualsiasi agente esterno;

- Acquisito: entra in azione quando ha già incontrato l'agente esterno e ha gli anticorpi adatti per combatterlo;

- Chimico: quelle barriere naturali che il nostro organismo possiede per bloccare gli agenti esterni, come la pelle, il sudore e le membrane.

Le cellule che compongono il sistema immunitario sono prodotte nel midollo osseo e si trovano nel sangue: il loro compito è intervenire ogniqualvolta si riveli necessario. Per rinforzare il sistema immunitario possiamo mantenere uno stile di vita sano, equilibrato, assumere alimenti ricchi di vitamine, limitare lo stress e fare tanta attività sportiva.

Lo sport, infatti, migliora e rinforza le nostre difese immunitarie, contrasta i virus e impedisce alle tipiche malattie stagionali, come influenza e raffreddore, di attaccarci. Se ci alleniamo in maniera costante e regolare i benefici saranno reali e duraturi. L'importante è riuscire a trovare sempre un equilibrio: non esagerare e non fare sforzi incompatibili alle tue capacità. Inizia in maniera graduale e aumenta ogni giorno il ritmo.

Anche se ti è impossibile fare sport in palestre o centri sportivi, ricorda che fare una passeggiata, un giro in bici o una corsa almeno 3 volte alla settimana è sufficiente per iniziare a proteggere e migliorare il tuo sistema immunitario.

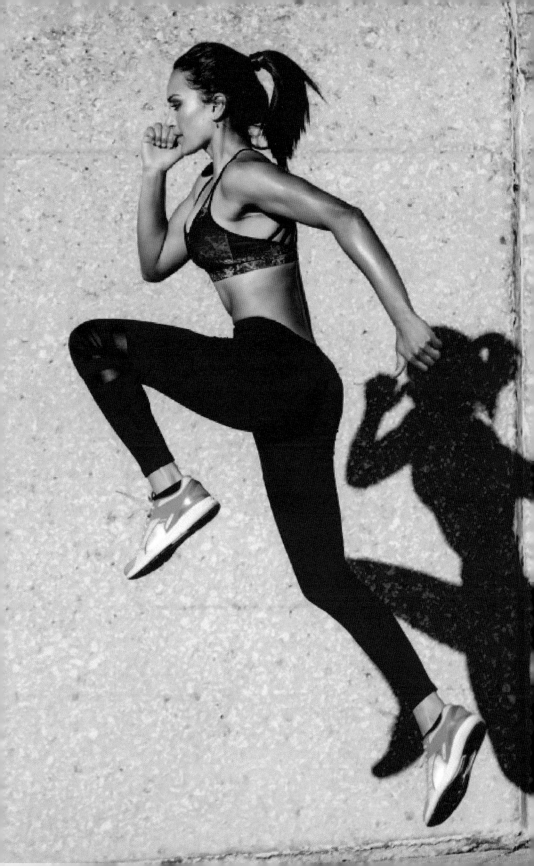

3.2 Finalmente sfatati una volta per tutte i falsi miti del mondo del fitness

Quanti hanno curiosità riguardo all'allenamento, alla perdita di peso, al corretto funzionamento dei muscoli e agli esercizi più utili? Immagino tanti.

Cercando rapidamente sul web ti sarai di certo imbattuto in una moltitudine di siti, ognuno dei quali porta avanti una filosofia di pensiero diversa. Tutti hanno, però, un elemento in comune: tutti i siti, tranne quelli gestiti da professionisti ed esperti del settore, continuano ad alimentare falsi miti in merito al fitness. Considerata l'importanza dell'educazione e della condivisione di argomenti e tenendo in considerazione l'aumento delle fake news che ormai popolano ogni settore della nostra informazione, mi sento in dovere di fare luce su alcune delle più famose leggende metropolitane che circolano sul mondo del benessere. In questo modo avrai i mezzi a disposizione per districarti nel dedalo di fandonie che popolano questo mondo.

Purtroppo è raro trovare dei veri professionisti che ti seguano negli allenamenti, anche se dovrebbero essere presenti in ogni palestra e centro fitness. Molte persone sono poco competenti e divulgano insegnamenti completamenti sbagliati, spesso addirittura dannosi. Per poter insegnare una disciplina è necessaria la conoscenza, lo studio, la preparazione, la formazione continua e aggiornata e, infine, l'esperienza.

Purtroppo chi paga lo scotto di tutte queste false notizie sei tu: tu che ti iscrivi in palestra per tonificare i muscoli e ti trovi costretto a rivolgerti a un istruttore che non riuscirà a soddisfare la tua richiesta. Ecco, quindi, perché è importante che tu conosca bene tutte le mezze verità e le informazioni assolutamente sbagliate che circolano nel mondo del fitness.

Addominali alti e bassi: esiste davvero una differenza?

Uno degli obiettivi di chi si avvicina al mondo dello sport e dell'allenamento è avere la tanto agognata "tartaruga". Gli addominali tonici e scolpiti che risaltano un ventre piatto sono il sogno di tanti uomini e donne. Ma su questo argomento la confusione è enorme. Le difficoltà che si incontrano nel raggiungere questo obiettivo sono spesso dovute a mancanza d'informazione riguardo gli addominali alti e bassi. Questa confusione nasce sicuramente dagli stessi istruttori che, il più delle volte, dividono gli esercizi in due categorie: prima alleniamo gli addominali bassi e poi quelli alti. Ma funziona davvero così?

Prima di tutto vediamo cosa sono questi addominali. Dal punto di vista anatomico i muscoli addominali si suddividono in:

- Retto dell'addome (muscolo centrale e principale)

- Trasversi dell'addome;

- Obliqui esterni;

- Obliqui interni;

- Quadrato dei lombi;

Tutte queste "parti", a cui dobbiamo aggiungere i dorsali, i paravertebrali e i glutei, formano quello che in inglese viene chiamato "core".

Questo muscoli rivestono una funzione importante per il benessere del nostro fisico e per la postura: il loro compito principale è quello di stabilizzare la colonna vertebrale. Per questo motivo avere degli addominali allenati non ha solo una valenza estetica, ma anche funzionale alla vita quotidiana.

A questo punto, i più esperti potrebbero porre una domanda: "Se il retto addominale è il muscolo principale ed è uno, perché la parte bassa (sotto-ombelicale) è meno visibile?".

Semplice: perché è ricoperta dall'adipe (grasso corporeo).

Durante l'allenamento dell'addome possiamo avere la sensazione che i muscoli addominali lavorino in modo diverso. Questo non è dovuto al lavoro di muscoli distinti, quanto più dalla sollecitazione sui punti d'inserzione alti e bassi. Molti esercizi coinvolgono l'ileo psoas, il muscolo flessore dell'anca. Questa tipologia di esercizi, che comprende anche quelli degli arti inferiori, ha un'incidenza minore sull'addome e possono anche rivelarsi dannosi! Vuoi fare una prova? Mettiti in piedi e, con una mano posata sull'addome prova ad alzare una gamba: non senti alcuna contrazione. Se, al contrario, provi a flettere il torace sul bacino sentirai una contrazione. Questo perché stai contraendo i muscoli addominali.

Riassumendo, il retto addominale (che è posizionato nella zona centrale) è un unico muscolo e non esistono addominali alti e bassi. Inoltre, il retto dell'addome non va a inserirsi sugli arti inferiori e gli esercizi per gli addominali non fanno sparire la pancia.

Resta ora un'ultima cosa da chiarire: quali sono gli esercizi migliori per gli addominali. Gli addominali vanno allenati con la giusta intensità: non sono un muscolo eccessivamente grande e non ha bisogno di troppe sollecitazioni. Inoltre è molto facile allenarlo e può essere stimolato anche durante le attività quotidiane poiché contribuisce a stabilizzare il tronco e ci mantiene in una posizione corretta. Gli esercizi più adatti sono sicuramente il crunch e il crunch inverso. Sì a tutti i tipi di plank.

Sudare fa dimagrire?

Il sudore è acqua, sola e semplice acqua: sudare fa bene ma, mi dispiace dirlo, non fa dimagrire. Quindi possiamo evitare di vestirci con gli indumenti più pesanti di cui disponiamo durante la corsa: questi capi, oltre a non far traspirare la pelle, impediscono all'acqua di evaporare.

Per tutti coloro che vedo correre con il k-way a mezzogiorno in piena estate oppure addirittura con la busta nera della spazzatura perché pensano di sudare di più, e quindi dimagrire di più, voglio dire che si stanno solamente facendo del male.

La perdita di peso successiva a un'intensa sudorazione è solo temporanea: verrà reintegrata subito grazie al giusto apporto di liquidi. Il sudore ha l'unico scopo di mantenere la temperatura del corpo sempre costante.

Il dolore muscolare post allenamento è causato dall'acido lattico?

Quando avvertiamo un dolore muscolare, tipicamente il giorno dopo un allenamento molto intenso, non possiamo nella maniera più assoluta attribuirla all'acido lattico, che viene smaltito in un arco di tempo di poche ore. I dolori che avvertiamo sono dovuti ai DOMS (Delayed Onset Muscle Soreness) ovvero micro lacerazioni o traumi dei filamenti proteici dei nostri muscoli. Questo accade anche quando effettuiamo un movimento nuovo, un nuovo allenamento o quando ci spingiamo oltre nelle ultime ripetizioni.

Il mito che dice che bisogna avvertire dolore per avere la certezza l'efficacia dell'allenamento è strettamente collegata a questo punto. Non è vero, o meglio, puoi spingerti oltre ma, appena avverti dolore durante l'esecuzione e non affaticamento o bruciore muscolare, smetti: probabilmente ti stai allenando in maniera sbagliata. Quello che ti può davvero far capire se stai procedendo nella direzione giusta è, appunto, l'affaticamento e il bruciore muscolare: un allenamento efficace ti deve far percepire lo sforzo fisico perché solo percependo quello il corpo esce dalla sua zona di comfort, recepirà lo stimolo allenante, si adatterà a esso e migliorerà.

A proposito di percezione, impara nel corso del tempo ad ascoltare il tuo corpo. È intelligentissimo e ci fa capire quando possiamo spingerci oltre oppure no, ci fa capire se un dolore è un dolore buono, quindi muscolare, oppure un dolore negativo, ad esempio articolare o neurologico.

Impara a percepire i suoi segnali e diventerai indipendente.

"Voglio eliminare il grasso su addome e fianchi, come faccio?"

Il dimagrimento localizzato, ahimè (ahinoi) NON esiste. La verità è che al nostro corpo non interessa che esercizio stiamo svolgendo: il dispendio calorico è generale, così come l'energia che viene consumata. La perdita locale del grasso è inserita in un contesto di dimagrimento generale. Questo significa che solo praticando i giusti esercizi con una giusta programmazione di allenamento è possibile ottenere risultati sui muscoli coinvolti.

Allenarsi con esercizi veloci, alte ripetizioni e poco recupero aumenta la definizione muscolare?

Effettuare esercizi in maniera sempre veloce è un lavoro inutile: maggiore è la velocità di contrazione, minore è la forza applicata. Più veloce è l'esecuzione, minore sarà lo sforzo del muscolo, senza contare i danni alle articolazioni e ai tendini. L'importante è trovare un equilibrio nella programmazione di allenamento tra esercizio aerobico, anaerobico e misto (aerobico-anaerobico) per andare a sfruttare tutti i sistemi energetici del nostro corpo e reclutare tutte le fibre muscolari.

Gli integratori fanno male? E se li prendo tutti i giorni mi crescono i muscoli?

Gli integratori alimentari NON fanno male, anzi possono apportare diversi benefici, ne abbiamo già parlato nel capitolo precedente. Gli integratori alimentari NON fanno crescere i muscoli. Va da sé che è abbastanza improbabile, per non dire impossibile, che la loro assunzione possa farvi diventare dei piccoli Big Jim. Purtroppo le persone credono ai miracoli, ignorando il reale effetto e i reali benefici degli integratori. Il loro utilizzo serve ad aiutare la muscolatura, nutrirla e facilitarne il recupero laddove non riusciamo a farlo con il semplice cibo.

Camminata o corsa per bruciare calorie?

Innanzitutto, se vogliamo bruciare un maggior numero di calorie l'ideale sarebbe l'allenamento con pesi che, a parità di tempo, presenta un dispendio calorico nettamente superiore rispetto alla camminata e alla corsa.

Detto ciò, è vero che la corsa brucia più calorie rispetto alla camminata, ma è necessario tenere in considerazione un certo numero di fattori. È sconsigliabile comparare corsa e camminata sulla base dei chilometri percorsi. La corsa risulta energeticamente più dispendiosa della camminata quando i due esercizi vengono svolti per il medesimo lasso di tempo. Oltre a ciò, bisogna considerare che camminare grava molto meno sulle articolazioni della parte inferiore del corpo e della schiena. Anche in questo caso, non c'è una risposta sempre vera, ma dipende dalla condizione della persona, dalle sue problematiche, dal suo storico e soprattutto dall'obiettivo che vuole raggiungere.

Dimagrire: perdere peso o perdere grasso?

Uno dei falsi miti riguarda l'aumento dei chili in rapporto al dimagrimento reale: per tenere sotto controllo i nostri risultati non è necessario pesarsi ogni giorno. È possibile che il processo di dimagrimento sia in atto anche se l'ago della bilancia non accenna a muoversi. Questo perché perdere peso non significa dimagrire: la tua bilancia non indica separatamente i chili di grasso, i liquidi e la massa muscolare. Dimagrire significa perdere il grasso in eccesso, a favore dei muscoli. Se ci pesiamo ogni giorno, non possiamo avere la percezione del nostro stato reale, anzi rischieremo di ridurre eccessivamente le calorie, peggiorando la situazione.

A parità di peso, se sradichiamo un kg di grasso e un kg di muscolo dal nostro corpo vedremo che il kg di grasso avrà un volume e una grandezza maggiore del kg di muscolo.

Questo cosa significa?

Che il muscolo ha un peso specifico maggiore del grasso quindi il numero sulla bilancia non scenderà se stiamo perdendo grasso corporeo e contemporaneamente stiamo mantenendo o aumentando la massa muscolare.

In realtà stiamo perdendo grasso quindi stiamo dimagrendo anche senza perdere peso.

L'unica cosa a cui dovremmo fare affidamento in questi casi è lo specchio e non la bilancia. Se attiviamo questo processo di dimagrimento ci vedremo sicuramente meglio allo specchio e la bilancia diventerà inutile.

Il grasso si presenta sotto forma di grasso viscerale, quello più pericoloso e semplice da eliminare, e grasso sottocutaneo che ci impiega un po' più di tempo a lasciare il nostro organismo.

Il nostro corpo non può perdere più di 300-500 gr di grasso alla settimana: perdere più peso equivale a perdere acqua e massa magra. Il muscolo ha bisogno di energia per essere mantenuto quindi maggiore è il suo sviluppo, maggiori saranno le calorie bruciate. Se ne deduce che per perdere il grasso in eccesso è utile far crescere i muscoli, cioè la massa magra.

Per consentire all'organismo di smaltire i grassi è necessario che le calorie introdotte siano minori del nostro fabbisogno giornaliero. È essenziale, però, che questo deficit calorico venga applicato seguendo una dieta bilanciata che comprende tutti i nutrienti necessari al nostro organismo. Ecco il modo reale per perdere i chili di troppo e non perdere i muscoli. Per ottenere risultati ancora più veloci e concreti è necessario abbinare l'esercizio fisico costante a una dieta personalizzata e sostenibile nel tempo.

In conclusione, l'importante è non credere a un'altra fake news: tutte le calorie sono uguali, è necessario solo ridurle. Ovviamente non è vero. La digestione e l'assorbimento del cibo richiedono energia: alcuni cibi possono essere digeriti e assimilati in poco tempo, per altri ne serve di più. Prendiamo la pasta come esempio. La pasta contiene soprattutto carboidrati quindi è necessario meno tempo per completarne l'assimilazione se comparata alle proteine.

Stesso discorso per gli zuccheri: pane e pasta, come tutti i carboidrati raffinati, alzano il livello di glucosio nel sangue e provocano un aumento del senso di fame. Al contrario, i cibi ricchi di fibre riempiono lo stomaco e vengono assimilati in maniera più facile rispetto a un classico snack ipercalorico.

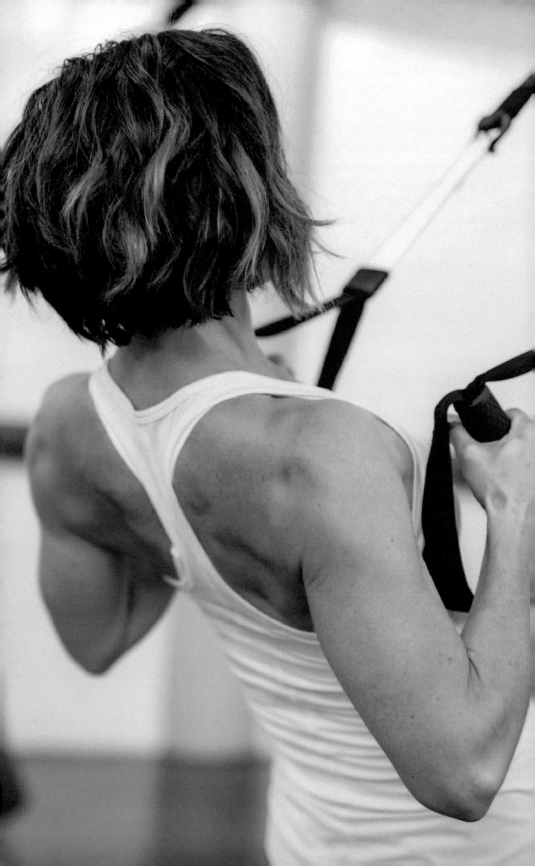

3.3 I parametri per un allenamento efficace ed ottimale: volume, intensità e frequenza

L'allenamento contro resistenza, ovvero quello che prevede l'ausilio di resistenze esterne quali bilancieri, manubri o pesi in generale, è la modalità per eccellenza per la tonificazione e il miglioramento muscolare. Quando si parla di allenamento entrano in gioco molte variabili e ognuna ha la propria importanza. Senza sapere come modulare certi parametri, l'allenamento risulterà inefficace poiché non segue un senso logico-scientifico.

Tre parametri fondamentali che devono viaggiare nella stessa direzione durante le settimane di allenamento sono: volume, intensità e frequenza. Vediamoli nel dettaglio.

Intensità

L'intensità è l'indice qualitativo del lavoro svolto, diversamente dal volume di allenamento che è l'indice quantitativo ed è uno dei parametri più importanti da stabilire all'interno di un programma di allenamento . A differenza di altri termini, l'intensità non è descrivibile con un unico termine poiché ne esistono di tre tipologie:

1. Intensità di carico: è il carico esterno, ovvero i chili sollevati.

2. Intensità di sforzo: è la capacità di sforzo fisico, ovvero la capacità di gestire un carico al massimo delle proprie possibilità.

3. Intensità di resistenza: è il carico interno, ovvero il limite soggettivo di sforzo fisico e mentale che si può raggiungere, individuabile tramite apposite scale di percezione dello sforzo.

Mantenere un'ottima intensità di allenamento è fondamentale in quanto senza di essa non si può ottimizzare la crescita. Oltre a ciò è importante il focus (o concentrazione) poiché se venisse spostato solo un carico esterno senza percepirlo internamente si sfrutterebbe solo una tipologia di intensità.

Frequenza

La frequenza di allenamento indica quanto spesso viene allenato un determinato movimento, muscolo o esercizio. In genere, possiamo individuare due stili di allenamento differenti su base di frequenza:

Monofrequenza: ogni gruppo muscolare è allenato una sola volta alla settimana.

Multifrequenza: ogni gruppo muscolare è allenato più volte a settimana

La scelta tra monofrequenza e multifrequenza dipende da come si programma l'allenamento e dal grado di capacità della persona. Alternare questi due tipi di frequenza all'interno di una programmazione potrebbe essere utile e intelligente.

Volume

È la quantità totale di lavoro svolto durante un dato esercizio, in una singola sessione o in un'intera programmazione. È quindi un indice quantitativo. Nel corso degli anni sono state trovate prove di come questo sia un parametro chiave per l'ipertrofia muscolare, in particolare perché più il volume è alto e più il tempo in cui il muscolo resta sotto tensione è elevato, e questo è un fattore importante.

Esistono vari metodi per individuare il volume di allenamento che prevedono di contare rispettivamente:

Le serie eseguite per un dato esercizio;

Il numero di ripetizioni totali, ovvero serie moltiplicate per le ripetizioni;

Il tonnellaggio, ovvero il numero totale di ripetizioni moltiplicato per la quantità di peso utilizzata.

Per essere precisi, andrebbe preso in considerazione anche lo spostamento poiché persone con arti più lunghi eseguono più lavoro di quelli con arti più corti.

Esistono tabelle che indicano il volume ideale per ciascun gruppo muscolare, create sulla base delle più recenti ricerche scientifiche. Tuttavia entrano in gioco molte variabili, per cui questi valori possono essere presi come riferimento generale e non come numeri certi da seguire pedissequamente.

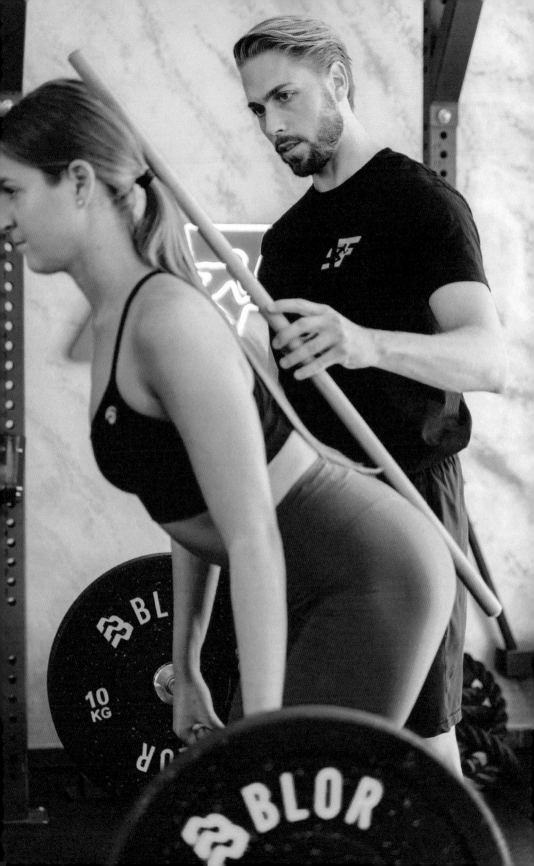

3.4 I fantastici 5

Cinque sono gli esercizi fondamentali per avere un corpo tonico, forte, bilanciato ed esteticamente armonico e sono quegli esercizi multiarticolari che vanno a sfruttare diversi gruppi muscolari in un solo movimento.

Questi esercizi sono: squat, stacchi da terra, distensioni su panca piana, trazioni alla sbarra e military press.

Conoscere e saper eseguire questi esercizi è la base per la costruzione di un corpo forte, tonico e funzionale alla vita quotidiana.

Non ti annoierò descrivendo la tecnica precisa di ciascun esercizio o come deve essere eseguito il movimento nel dettaglio. Ti elencherò i benefici che portano questi esercizi e come possono migliorare il tuo corpo e la tua vita in generale.

Vediamoli nel dettaglio.

Lo Squat

È il re degli esercizi.

È l'esercizio migliore per tonificare e rinforzare la muscolatura degli arti inferiori, ma non per questo dev'essere considerato insostituibile.

Il movimento è apparentemente semplice; involontariamente lo eseguiamo ogni volta che ci sediamo e solleviamo da una sedia, ma ciò non toglie che siano necessari elasticità e mobilità - spesso inadeguate nelle persone sedentarie o decondizionate.

Aggiungendo un sovraccarico, la questione si fa ancora più complessa anche perché, oltre a necessitare di più forza, si sposta il baricentro, coinvolgendo diversamente la muscolatura.

La corretta esecuzione di qualsiasi squat «pesante» richiede una grossa sinergia tra numerosi gruppi muscolari, ognuno dei quali si rilassa e si contrae in specifiche fasi del movimento.

Le sollecitazioni che lo squat esercita su articolazioni, ossa e tendini, se ben calibrate, sono inoltre il presupposto fondamentale per un adattamento che le rinforzerà, garantendo una maggiore efficienza nei movimenti e diminuendo significativamente il rischio di infortuni.

Lo squat è dunque un esercizio straordinariamente efficace, che apporta enormi benefici pur avendo controindicazioni e potenziali effetti collaterali quando mal gestito e/o eseguito in maniera scorretta.

I suoi benefici:

- Aumenta la resistenza di tutto il corpo;

- Migliora la coordinazione e l'equilibrio;

- Tonifica quadricipiti, glutei e bicipiti femorali;

- Aumenta la densità ossea, allontanando il rischio di osteoporosi e fratture;

- Migliora la forza e la tonicità dei muscoli addominali, spinali e lombari e, se svolto con criterio, non causa ma previene il mal di schiena;

- Migliora la resistenza di tendini e legamenti.

Lo stacco da terra

Se pensi che i benefici degli stacchi da terra si limitino al solo aumento della forza con conseguente sviluppo della massa muscolare, ti sbagli di grosso. È vero che spesso, quando pensiamo agli stacchi da terra, immaginiamo energumeni alle prese con il sollevamento di almeno un centinaio di chili, ma l'esercizio non si riduce solo a questo. Vediamone i benefici:

Migliorano la postura

Gli stacchi da terra rientrano tra i migliori esercizi per rafforzare la colonna vertebrale. Aumentando la stabilità del core e di conseguenza di tutti i muscoli coinvolti nella postura, ne provocano una correzione consentendo di mantenere la schiena più forte ed eretta.

Più muscoli coinvolti

Nei deadlift (o stacco da terra) vengono coinvolti più muscoli che nello squat e, in genere, anche quelli che solitamente vengono tralasciati dalle macchine con le quali ci si allena in palestra. Insomma, fanno lavorare sia la parte inferiore che superiore del corpo.

Stimolano l'apparato cardiovascolare

A differenza di quanto si possa credere, gli stacchi da terra costituiscono un esercizio di base che può apportare benefici non solo alla **muscolatura**, ma anche a livello **cardiovascolare**. Lo stacco aumenta inevitabilmente la capacità **cardiovascolari** ed ottimizza i nostri livelli di resistenza.

Rafforzano tendini e legamenti

Gli stacchi da terra allenano, rinforzandoli, i tendini e i legamenti, rendendoli più resistenti. Di conseguenza prevengono ed evitano parecchi **infortuni** che spesso, per poca esperienza o per poco allenamento, ci vedono coinvolti nostro malgrado.

Distensioni su panca piana

Quando si parla di distensioni su panca piana con bilanciere, le persone e, soprattutto, i ragazzi pensano subito ai pettorali e alla possibilità di svilupparli come Arnold Schwarzenegger.

Forse è anche per questo che è un esercizio che viene svolto poco dalle donne, che si concentrano molto sulla parte bassa del corpo.

In realtà è altamente funzionale anche per il mondo femminile per aumentare la forza degli arti superiori.

La panca piana è, secondo me, insieme alle trazioni alla sbarra, il re degli esercizi per la parte superiore del corpo e come pochi altri stimola la forza.

Benefici:

- Stimola la forza;

- Migliora il tono muscolare di pettorali, deltoidi anteriori e tricipiti;

- Aumentando di forza nella panca piana vedrai che aumenterà anche il tuo numero di piegamenti a terra;

- Migliora la stabilità del cingolo scapolare;

- Rinforza il Core;

Trazioni alla sbarra

Fare trazioni è un'ottima maniera per allenare gran parte del nostro upper body o parte superiore del corpo.

Infatti i **benefici di fare trazioni alla sbarra** sono piuttosto numerosi.

Già solo **appendersi alla sbarra** ha molti benefici: può decomprimere la spina dorsale, alleviare dolori alle spalle, migliorare la presa ed è un ottimo stretching per il corpo.

Ora vediamo **i 6 principali vantaggi** di fare questo esercizio:

1) Schiena forte e tonica

Allenandoti in maniera costante nell'esecuzione delle trazioni alla sbarra durante i tuoi allenamenti otterrai una schiena forte e muscolosa.

Le trazioni alla sbarra sono un ottimo modo per aumentare forza e aumentare la massa magra, specialmente da principiante. La resistenza che crea il tuo corpo nel fare una trazione è più che sufficiente per farti diventare più forte. Una volta che fare trazioni alla sbarra ti verrà facile, basta poco per aumentare la difficoltà dell'esercizio.

Fine modulo

2) Risparmi tempo con un solo esercizio

Altro grande vantaggio e beneficio di fare trazioni alla sbarra è essere un esercizio molto efficiente che ti permetterà di risparmiare tempo durante il tuo allenamento. I muscoli coinvolti svolgendo le trazioni vanno dalle mani fino al core. Quanti esercizi dovresti fare per allenare tutti questi muscoli?

Non ci sono così tanti esercizi per la schiena che ti permettono di lavorare così tanti muscoli allo stesso tempo come con le trazioni alla sbarra.

3) Puoi facilmente cambiare la difficoltà

Un altro vantaggio di fare trazioni alla sbarra è sicuramente il fatto che puoi aumentare o diminuire la difficoltà dell'esercizio molto facilmente.

Ci sono delle progressioni per arrivare a fare la tua prima trazione alla sbarra, ma anche per aumentare ancora di più la difficoltà, sia facendo una variante più impegnativa, sia applicando zavorre e aumentando sempre di più il carico.

4) Divertiti con tantissime varianti

Altro grande beneficio delle trazioni alla sbarra è quello di essere un esercizio con moltissime varianti. Già solamente cambiare la prese alla sbarra comporta l'utilizzo di muscoli diversi: questo ti aiuterà a sviluppare una schiena uniforme e completa.

Passa dalle trazioni presa prona a presa supina, cambia la posizione delle mani sulla sbarra: presa stretta, neutra e presa larga così da lavorare in maniera più completa la parte superiore del tuo corpo.

5) Migliorerai la forza nella presa

Migliorare la presa è molto importante anche nella vita quotidiana e ti avvantaggia in molte attività sportive. Partendo dall'arrampicata, alle arti marziali, agli stacchi da terra, ma anche semplicemente a tenere in mano un'oggetto.

Facendo le trazioni alla sbarra, le mani e le dita devono sostenere tutto il tuo peso corporeo. Le trazioni alla sbarra sono un esercizio più che efficace per sviluppare una buona presa.

6) Migliora la postura

I muscoli dorsali, fortemente coinvolti nell'esecuzione delle trazioni alla sbarra, hanno anche il compito di retro-posizionare la spalla. Quindi tutte quelle persone che sentono di essere "chiuse" a livello di postura e di avere le spalle predisposte a spostarsi in avanti, aumentando la cifosi dorsale della nostra colonna vertebrale, una programmazione di allenamento con le trazioni alla sbarra è utilissima per rinforzare i muscoli dorsali e migliorare questa condizione.

7) Military Press

È il miglior esercizio per sviluppare forza e tono muscolare sulle spalle.

Può essere svolto in piedi o da seduto, anche se è preferibile in piedi per salvaguardare la zona lombare della schiena che da seduto potrebbe avere una forza di carico elevata che va a gravare in quella zona, soprattutto per soggetti con iperlordosi.

Quali sono i suoi benefici:

- Sono l'esercizio con il quale andrete a sviluppare maggior forza e tono muscolare su deltoidi e trapezi;

- Sono un esercizio complesso che consente di andare a richiamare la maggior parte delle fibre muscolari delle spalle;

- Ha un range di movimento esteso;

- È un esercizio semplice;

- Rinforza la muscolatura del core.

3.5 Il "core"

Vuoi diventare più forte?

Allena il core.

Vuoi correggere la tua postura?

Allena il core.

Vuoi prevenire ed eliminare dolori alla schiena?

Allena il core.

Vuoi potenziare la tua performance sportiva?

Allena il core.

Vuoi ridurre il rischio di infortuni?

Allena il core.

Vuoi migliorare i tuoi movimenti quotidiani?

Allena il core.

Vuoi migliorare il tuo equilibrio?

Allena il core.

Ma cosa è nello specifico il "core"?

Il termine inglese *core* sta a indicare, appunto, il centro del corpo, il suo nucleo. Per core nel corpo umano si intendono i muscoli addominali, i muscoli lombari, i glutei e il pavimento pelvico che sono il centro della forza e della stabilità del corpo. Si tratta di un'area molto importante per l'efficacia sia statica che dinamica dell'architettura muscolo-scheletrica del corpo.

Gli esercizi del core, dunque, sono perfetti per preparare il corpo a eseguire in modo più efficace l'attività motoria, che si tratti di fitness o altro.

I muscoli principali che costituiscono il core sono: trasverso, addominali obliqui interni ed esterni, retto addominale, muscolo multifido, quadrato dei lombi, muscoli paraspinali, muscoli del pavimento pelvico, grande e medio gluteo.

Nel core stability gli esercizi sono di supporto non solo a chi pratica attività sportiva in modo costante, ma anche a coloro che hanno necessità di correggere la postura nella vita di ogni giorno. In pratica il core training è utile a bilanciare i gruppi muscolari dell'area centrale del corpo per poi andare a traferire questa forza anche alla periferia (arti superiori e arti inferiori), cosa essenziale per ottenere benessere nel lungo periodo.

Il core è quindi il perno della stabilità del corpo.

I migliori esercizi per migliorare il core sono: tutti i tipi di plank, tutti i tipi di side plank, ponte per i glutei, hip thrust, squat, stacchi da terra e iperestensioni per i muscoli lombari.

3.6 Ossessione donna: glutei d'acciaio

Ossessione di quasi tutte le donne e ultimamente anche di molti uomini, i glutei sono senz'altro uno dei muscoli più allenati dalle persone.

Parliamoci chiaro, a chi non piacerebbe avere un gluteo forte, tonico e con un'ottima rotondità?

Vediamo insieme alcune linee guida da seguire se vuoi veramente far diventare i tuoi glutei forti e tonici come una lastra di marmo.

Allenali almeno due volte a settimana

Ovviamente dipende sempre dal grado di allenamento della persona perché, se non ci si è mai allenati, una volta sarà sufficiente a migliorare, mentre se ci si allena da tempo probabilmente potremmo salire anche a tre volte settimanali, ma in ogni caso la media standard è di due.

Ho sempre pensato che un buon allenamento non dipenda dalla durata, ma dall'intensità.

Se si mantiene un'alta intensità può essere più efficace un allenamento di 20 minuti rispetto a un allenamento di 2 ore a bassa intensità o con recuperi lunghi.

Dipende sempre dal nostro grado di fitness e dal nostro obiettivo finale.

Non preoccuparti dei DOMS

Questi possono spaventare un neofita (persona che ha iniziato da poco ad allenarsi) perché non ha mai provato questa sensazione, ma non preoccuparti, la maggior parte delle volte sono positivi: significa che abbiamo fatto lavorare il muscolo con la giusta intensità.

Quindi il consiglio che ti dò è questo: se senti, soprattutto i primi tempi, dei dolori muscolari i giorni successivi all'allenamento non fermarti, non saltare la seduta, allenati e vedrai che durante la nuova seduta di allenamento i dolori scompariranno.

Non saranno dei piccoli doloretti a fermare la nostra voglia di raggiungere l'obiettivo, o no?

Riscaldati con esercizi che ti permettono di attivare efficientemente i glutei

Nella mia carriera da personal trainer ho aiutato migliaia di donne ad ottenere risultati che desideravano.

Una domanda che mi veniva fatta spesso prima di cominciare il percorso e che mi viene fatta tutt'ora è questa:

"Come faccio a far lavorare solamente i glutei quando alleno le gambe? Dato che sento la maggior parte del lavoro muscolare sui quadricipiti e non sento lavorare i glutei."

Beh uno dei segreti per sentire maggior lavoro sui glutei è attivarli nel miglior modo durante la fase di riscaldamento.

Prova a fare alcune serie di ponte isometrico a terra o hip-thrust prima di cominciare la tua seduta di allenamento per i glutei e sentirai una maggiore attivazione nella zona glutea, così il tuo corpo sarà successivamente portato a sfruttare maggiormente quelle fibre durante l'allenamento perchè le sentirà più attive.

Concentrarsi nella contrazione del muscolo durante l'esecuzione dell'esercizio

Un altro motivo per il quale è possibile che tu non senta lavorare il gluteo mentre esegui alcuni esercizi è perché ti concentri soltanto sull'esecuzione e sulla tecnica di quell'esercizio, non sulla contrazione del muscolo che vuoi allenare.

Mi spiego: se esegui lo squat, esercizio in cui quadricipite, glutei e ischio-crurali lavorano in sinergia, ma tu senti lavorare soltanto il quadricipite significa che non ti stai concentrando sulla contrazione dei glutei durante le due fasi dell'esercizio: eccentrica e concentrica.

Il consiglio è di mantenere il focus mentale sui glutei.

In gergo? "Stringete le chiappe" durante l'esercizio.

Allenate tutte le porzioni del gluteo

I glutei non sono un unico muscolo, bensì tre muscoli ben definiti:

- Piccolo Gluteo

- Medio Gluteo

- Grande Gluteo

Una delle poche teorie che tutti gli esperti fitness ritengono unanimemente valida è che per ottenere il massimo risultato dall'allenamento di un muscolo è necessario allenarlo nel pieno rispetto della sua funzione anatomico-fisiologico-biomeccanica.

Proprio per questo, per sfruttare tutte le fibre del piccolo, medio e grande gluteo dobbiamo eseguire esercizi che rispettino questo principio per tutti e tre i muscoli menzionati, così da avere una stimolazione massima di tutto il complesso muscolare "gluteo".

Il piccolo e il medio gluteo sono due abduttori, li sforziamo quindi in abduzione di anca, ovvero quando allontaniamo la gamba dalla linea mediana del corpo.

Esempio pratico: quando facciamo l'abductor machine in palestra o quando facciamo squat con gli elastici sulle ginocchia e spingiamo vero l'esterno.

Il grande gluteo è un adduttore e un estensore, quindi lo sforziamo in adduzione ed estensione anca, tra l'altro, per chi non lo sapesse, è il muscolo più forte del nostro corpo e quello con il maggiore numero di fibre muscolari.

Esempio pratico: lo utilizziamo sopratutto quando facciamo squat, bridge ed hip-trust.

Tutto questo per farti capire che per allenare interamente il gluteo dobbiamo allenare tutte e tre le sue porzioni, altrimenti rischiamo di non reclutare tutte le sue fibre e, di conseguenza, di fare un lavoro incompleto.

Aumenta il tempo sotto tensione

Il tempo sotto tensione, chiamato anche Timing Under Tension (TUT) è la durata in cui il muscolo è in attività all'interno dell'esercizio espressa in "tempo".

Troppe volte il pensiero comune porta a pensare che fare poche ripetizioni con tanto peso sia la soluzione migliore per innescare un processo volto a migliorare la propria densità muscolare.

Non è così in quanto in questa maniera stiamo attivando solo le fibre "esplosive" senza coinvolgere le fibre "semi-esplosive" e "resistenti".

Un allenamento anaerobico completo deve contemplare delle tecniche volte a sollecitare il distretto muscolare nella sua totalità, specie se il tuo obiettivo è raggiungere il massimo livello estetico possibile e sei particolarmente interessato allo sviluppo del muscolo gluteo che, ripeto, è il muscolo più grande e forte del nostro corpo e, di conseguenza, ha bisogno di numerosi stimoli per migliorare.

Ti propongo un esempio pratico:

Prova ad eseguire 20 ripetizioni di ponte per i glutei con 1 secondo di fase eccentrica e 1 secondo di fase concentrica.

Quindi 2 secondi per eseguire una ripetizione.

Ora riprova aumentando il TUT.

Fai 10 ripetizioni di ponte per i glutei impiegando 5 secondi per la fase concentrica, 5 secondi per la fase isometrica in alto con picco di contrazione e 5 secondi per la fase eccentrica.

Quindi 15 secondi per eseguire una ripetizione.

Quale è la differenza?

Te la dico io: aumentando il TUT avrai una maggiore attivazione glutea quindi una sensazione di bruciore a livello del gluteo, quindi maggiore coinvolgimento delle fibre muscolari stimolate, quindi esercizio più allenante, quindi un migliore risultato.

Allena la muscolatura di supporto

Per avere glutei scolpiti è ovvio che il focus maggiore del nostro allenamento deve andare proprio a richiamare la muscolatura glutea.

È però necessario lavorare anche la muscolatura di supporto del gluteo.

Ovvero:

- Retto addominale;

- Addominali Obliqui;

- Quadrato dei Lombi;

- Ischio-Crurali.

Tutto questo per un motivo fondamentale: senza una forte muscolatura di supporto il gluteo farà più fatica a svilupparsi, non verranno sollecitate tutte le sue fibre perché la muscolatura contigua non riesce a sostenere l'intensità e il carico di allenamento che riesce a sostenere il gluteo e dovrai quindi lavorare di pari passo glutei e muscoli vicini per ottenere il massimo risultato.

Favorisci l'armonia delle forme corporee e il ricircolo sanguigno

Ricorda:

"La bellezza di un corpo si valuta dall'armonia delle sue proporzioni".

Con questa frase possiamo affermare che il corpo va allenato in toto e non possiamo concentrarci solo ed esclusivamente su una zona.

In relazione all'allenamento per i glutei, c'è un motivo fondamentale per cui, oltre ad allenare la parte inferiore del corpo, dobbiamo concentrarci anche sulla parte superiore: per consentire il ricircolo sanguigno che non farà ristagnare liquidi nella parte bassa del corpo. Liquidi che, se mantenuti nella parte inferiore, favoriranno la formazione di ritenzione idrica.

In pratica, per avere glutei scolpiti senza il pericolo di sviluppare infiammazione e ritenzione idrica dovrai allenare tutto il corpo (arti superiori, arti inferiori e core) con maggiore focus sul gruppo muscolare di riferimento, in questo caso il gluteo.

Concentrati, quindi, anche su dorsali, pettorali, deltoidi, tricipiti, bicipiti.

Esercizi consigliati per allenare tutte le porzioni del gluteo

Qui una serie di esercizi consigliati per lavorare al meglio, nel loro complesso e in maniera specifica i vostri glutei.

Piccolo e medio gluteo:

- Abduzioni della gamba in piedi;

- Abduzioni della gamba su un fianco;

- Ponte spingendo verso l'esterno le ginocchia quando salgo;

- Squat spingendo forte e verso l'esterno le ginocchia;

- Slanci esterni in quadrupedia;

Grande Gluteo:

- Squat;

- Sumo Squat;

- Stacchi da terra;

- Affondi posteriori;

- Hip-trust;

- Ponte;

- Slanci posteriori in quadrupedia.

Bene, in questo paragrafo abbiamo trattato alcune linee guida fondamentali per ottenere dei glutei d'acciaio.

Vorrei concludere scrivendo che modificare il proprio corpo, così come modificare la forma dei tuoi glutei, non è una cosa semplice né immediata. Coloro che ti garantiscono risultati immediati probabilmente stanno giocando con le tue emozioni e il tuo desiderio di raggiungere il meglio subito.

Purtroppo non è così, ognuno ha una risposta fisica diversa determinata da moltissime variabili.

Come sempre, la miglior soluzione è affidarsi a professionisti, avere un programma di allenamento adeguato e personalizzato per le tue esigenze e la tua fisicità e, infine, non avere fretta di raggiungere i risultati: tutto ciò che si ottiene nel breve tempo, si può perdere nel breve tempo.

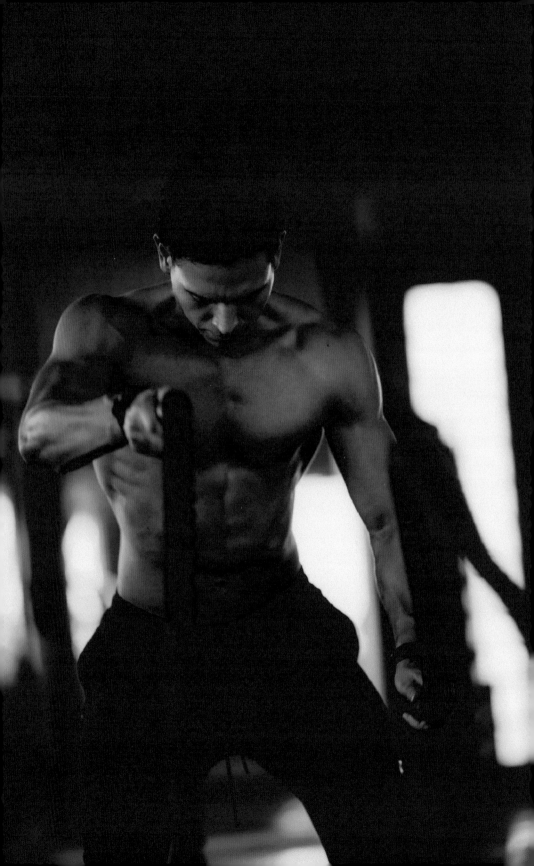

3.7 Ossessione uomo: I 7 migliori esercizi per i pettorali

Nel paragrafo precedente abbiamo accontentato le donne parlando di come ottenere dei glutei d'acciaio. Ora veniamo a noi maschietti.

Avere pettorali forti e definiti è sempre stato il sogno di tantissimi uomini. Nelle prossime righe vedremo quali sono i sette migliori esercizi per svilupparli al meglio e in maniera armonica.

1. Distensioni su panca piana

Un classico. Questo esercizio è il più conosciuto e praticato in tutte le palestre ed è utilizzato in molti sport per aumentare la forza e/o la resistenza muscolare.

Si tratta di un esercizio apparentemente semplice da eseguire se il **carico** non è eccessivo. In tal caso è consigliabile avere una persona di supporto accanto che possa monitorare chi sta disteso sulla panca.

Per eseguire questo esercizio bisogna distendersi sulla panca poggiando bene i piedi a terra, schiena e testa rimangono fermi, mentre le mani afferrano il bilanciere. La **presa** è leggermente più larga delle spalle, quanto basta per rendere naturale il movimento che porta il peso dallo sterno verso l'alto e lo riporta verso il torace, le scapole vicine e ben salde alla panca per avere maggiore stabilità, aumenta la curvatura lombare ed evita di reclutare troppo il deltoide anteriore, prevenendo infortuni.

Questo esercizio può essere svolto col bilanciere, ma ancora meglio con i manubri perché ci permette una maggiore escursione articolare del movimento e, di conseguenza, una maggiore attivazione delle fibre del gran pettorale.

2. Distensioni su panca inclinata

Non poteva mancare nella lista anche questo esercizio, che è praticamente identico a quello su panca piana dal punto di vista dell'esecuzione.

In questo caso, però, la panca viene inclinata da 20° a **45°**, in base all'obiettivo di allenamento. Infatti, maggiore è l'inclinazione, maggiore sarà il reclutamento di fibre della parte alta dei pettorali e delle spalle. Considera che questo movimento richiede un **maggiore forza rispetto alla panca piana**. Molto probabilmente, dunque, sarà necessario diminuire il peso o il numero di ripetizioni rispetto all'esercizio precedente.

Può essere svolto col bilanciere, ma ancora meglio con i manubri perché ci permette una maggiore escursione articolare del movimento e, di conseguenza, una maggiore attivazione delle fibre superiori del gran pettorale.

3. Distensioni su panca piana con presa stretta

Passando di nuovo alla panca piana ho scelto un altro esercizio per i pettorali in cui l'intensità di lavoro si concentra nella sezione interna del **torace** e sui **tricipiti**. Questo, inoltre, è un esercizio anche molto efficace, come la panca inclinata, per reclutare le fibre superiori del gran pettorale.

4. Aperture con manubri su panca

Le aperture con manubri si possono effettuare sia su panca inclinata che su panca piana. Il funzionamento è quello di prima: se l'inclinazione è maggiore, il lavoro si concentra sulle spalle e sulla parte alta del torace, mentre abbassando la panca al minimo si lavora di più sulle fibre inferiori del gran pettorale.

Per l'esecuzione bisogna tenere i piedi ben saldi a terra, con la schiena e la testa che poggiano sulla panca, le scapole vicine e depresse. Le braccia, invece, sono distese verso l'alto e perfettamente perpendicolari al petto.

L'esercizio inizia quando si aprono le braccia e le si abbassa sino a prendere una **posizione a "croce"**, che dà appunto il nome al tipo di esercizio descritto. Assicurati che, durante il movimento, le braccia si pieghino leggermente mentre scendono all'altezza del pettorale, per poi tornare perpendicolari al pavimento quando risalgono.

5. Aperture con TRX (suspension training)

L'esercizio descritto sopra può essere effettuato anche con il TRX, che è una forma specifica di allenamento in sospensione, magari all'aria aperta, in casa o in uno studio di personal training. In questo caso, però, l'esecuzione dell'esercizio è inversa.

Infatti, dopo aver fissato il TRX alla porta di casa, alla sbarra per trazioni in palestra o a un ramo nel parco si può iniziare il lavoro. L'esecuzione può variare proprio in base al **punto di appoggio**, che ne determina anche l'inclinazione.

Possiamo comunque dare delle direttive generali: impugna le maniglie, inclina il busto verso il pavimento facendo forza sui piedi (facendo attenzione che il busto rimanga perfettamente rigido con addome e glutei contratti) e, a questo punto, apri le braccia senza eccedere nel movimento, assumendo la posizione a croce descritta nel precedente esercizio.

L'allenamento prevede una continua **ripetizione di apertura e chiusura delle braccia** sfruttando la forza dei muscoli pettorali. Questo esercizio diventa più difficile se viene accentuata l'inclinazione del corpo nella posizione di partenza.

6. Piegamenti delle braccia con TRX

L'allenamento con il TRX prevede anche altri esercizi per il petto, tra cui i classici piegamenti delle braccia o, se preferisci, push-up. Il vantaggio è un maggior reclutamento di fibre sia sugli arti superiori che sui muscoli pettorali per riuscire a mantenere la stabilità corporea.

Si possono eseguire i piegamenti sulle braccia con due sistemi diversi, benché la posizione del TRX debba essere sempre semi-perpendicolare al pavimento: il primo prevede che si impugnino le maniglie, mentre il resto del corpo assume una posizione rigida e parallela al pavimento con i piedi che devono essere stabili e ben puntati a terra.

L'altro sistema, invece, si effettua poggiando i piedi sulle maniglie e lasciando le mani libere che spingono sul pavimento. Questo lavoro simula perfettamente il classico movimento di push-up a terra, ma aumenta l'instabilità e sviluppa maggiormente le capacità coordinative e il rinforzo del core. Questi esercizi, in conclusione, sono di un livello di **media difficoltà**, ideali quindi per chi ha già una buona preparazione fisica.

7. Push-up o piegamenti delle braccia a terra

È probabilmente l'esercizio più svolto, visto che non necessita di alcun attrezzo specifico e sfrutta solamente la propria stessa forza. Esistono comunque **diverse tipologie** di "piegamenti sulle braccia", che è il corretto modo per definire quest'esercizio che di solito viene chiamato erroneamente "flessioni".

Il più tradizionale prevede di distendersi in posizione prona (pancia a terra) tenendo le gambe tese, addome e glutei contratti, spalle basse e scapole vicine, per poi sollevare il busto con la sola forza delle braccia.

Tuttavia, possiamo variare l'esecuzione stringendo le braccia e allargando le gambe, sviluppando una maggior forza su tricipiti e parte interna del petto. Un'altra variante è quella di poggiare gli **arti inferiori su un ripiano**, ad esempio una sedia o su uno step, in modo da avere un'angolazione che permette di aumentare il reclutamento muscolare su spalle e zona alta dei muscoli pettorali.

3.8 Stretching: oltre la forza, anche la mobilità determina la nostra salute

Il nostro organismo, per raggiungere uno stato di ottima salute, deve essere forte e tonico, ma anche mobile e allungato.

L'insieme di forza e mobilità ci porterà ad uno stato di benessere totale.

Fino ad ora, soprattutto nel capitolo dedicato al terzo pilastro, ovvero l'allenamento, abbiamo parlato molto di forza e di come portare il nostro corpo ad essere più tonico, più performante e di conseguenza esteticamente più bello.

Parliamo ora di stretching, allungamento e mobilità.

Distinguiamo innanzitutto due macro-categorie di stretching:

Stretching dinamico e **stretching statico.**

Lo **stretching dinamico** si basa su una serie di slanci e movimenti controllati di arti e busto, dove l'obiettivo è spingere le articolazioni al massimo del loro range di estensione. È consigliato svolgere questo tipo di stretching prima di un allenamento o di una gara.

Lo **stretching statico,** invece, si basa su una serie di posizioni statiche del corpo, al fine di mettere in tensione il muscolo, o il gruppo muscolare, da allungare. La tensione viene raggiunta in modo lento e graduale, senza essere eccessiva, e la si mantiene per un determinato tempo, determinato anche dal livello di allenamento della persona. Questo tipo di stretching è consigliato, di solito, alla fine di un allenamento intenso o di una gara.

Per quanto riguarda lo stretching statico, personalmente consiglio di svolgere un'intera sessione che può andare dai 10 ai 45 minuti in un giorno in cui non ci alleniamo, dedicando quella giornata solamente all'allungamento muscolare.

Per quale motivo?

Quando svolgiamo un allenamento di tonificazione o forza stressiamo le fibre muscolari in contrazione, ma se le stressiamo nello stesso giorno con un allungamento potremmo incorrere in problemi muscolari perché il corpo che riceve informazioni opposte in poco tempo.

Se, invece, dedichiamo una giornata di recupero allo svolgimento di 10/45 minuti di esercizi di allungamento e stretching, il corpo riceve solo l'informazione di allungare le sue fibre e lo farà in modo più naturale, facendoci ottenere risultati migliori.

Purtroppo lo stretching è ancora oggi molto trascurato perché si pensa che sia qualcosa in più, si pensa che sia facoltativo, a volte addirittura superfluo. Al contrario, per raggiungere uno stato di ottima salute, lo stretching deve rientrare nelle priorità della nostra routine: ne gioveranno le nostre articolazioni, la nostra colonna vertebrale, l'ossigenazione dei tessuti e la qualità della nostra vita.

3.9 Attività fisica anti-aging

"L'invecchiamento e la morte sono due fatti immutabili della vita, ma come viviamo fino al nostro ultimo giorno non lo è, sta a noi decidere. Possiamo vivere meglio e più pienamente sia ora che nei nostri ultimi anni."

Queste sono le parole di Elizabeth Blackburn, biologa australiana che ha scoperto come l'**invecchiamento sia legato alla lunghezza dei telomeri**. I telomeri sono **piccole molecole che proteggono le estremità dei nostri cromosomi**, molto simili alle protezioni di plastica alla fine dei lacci delle scarpe.

Ogni volta che le cellule del DNA si dividono per rinnovare organi e tessuti, i **telomeri si accorciano** fino a diventare così piccoli da non riuscire a svolgere la loro funzione di protezione. **Quando la cellula perde questa sua protezione, smette di funzionare e non si replica più, e questo ci fa invecchiare.**

Per rallentare l'invecchiamento e mantenere una situazione di benessere generale si può quindi **agire direttamente sui telomeri**.

Se vuoi impedire che si accorcino, devi avere una **mente libera dallo stress** e adottare uno **stile di vita sano**, caratterizzato da una **corretta alimentazione** e da **attività fisica costante**, magari diversificandola in base all'età.

Alcuni studi hanno dimostrato come la **lunghezza dei telomeri sia influenzata dalla quantità di attività fisica svolta**. L'esercizio fisico, infatti, è un **induttore naturale della telomerasi**, una proteina che ripara le estremità dei telomeri, donando giovinezza alle cellule.

Uno studio della **Brigham Young University** conferma che l'attività fisica rallenta l'invecchiamento. Questo studio, svolto su 5.823 soggetti di età adulta, ha dimostrato che c**hi aveva svolto attività fisica regolare per 30 giorni aveva dei telomeri biologicamente più giovani di 9 anni** rispetto a chi aveva mantenuto una vita sedentaria.

Sul piano delle calorie, la **spesa energetica settimanale** consigliata per i **soggetti di età tra i 50 e i 70 anni è di 1.000 Kcal**. Per le **persone più giovani** il dispendio energetico dovrebbe essere compreso **tra 1.000 e 2.300 Kcal** a settimana.

Un simile consumo di energia è possibile attraverso un **programma di attività fisica quotidiano** che preveda tempi e intensità di allenamento adeguate e scelte in base alle possibilità di ciascuno.

Tutti questi studi non fanno altro che confermare tutto ciò che affermo in questo libro, che vuole essere soltanto una guida per tutte quelle persone che trascurano questi fattori nel corso della loro vita, dando priorità ad altre cose che ritengono più importanti.

Ho parlato di priorità e non di tempo, perché la giornata è formata da 24 ore per tutti, ma sono le priorità e le scelte che fate a definire chi sei, chi vuoi diventare e come vuoi invecchiare.

Chi non previene oggi, avrà il tempo di curarsi domani?

Cap. 4 - Quarto Pilastro: Prevenzione Della Salute e Postura

L'Osteopatia come chiave per la longevità

"La salute è il primo dovere della vita"

(Oscar Wilde)

Quarto e ultimo pilastro, ma non per importanza, perché i 4 pilastri sono tutti allo stesso livello di rilevanza. Per raggiungere il benessere psico-fisico, ottenere il corpo che desideri e diventare una fonte inesauribile di energia dobbiamo metterli in pratica tutti e quattro, senza fare distinzioni o dare priorità a uno piuttosto che a un altro.

In questo capitolo parleremo di come l'osteopatia sia fondamentale nella prevenzione delle malattie, il miglioramento della nostra postura e di conseguenza il nostro benessere psico-fisico.

Se, infatti, dovessi categorizzare all'interno di un settore la mia professione, questa rientrerebbe nella macro-area della prevenzione.

Il movimento è prevenzione.

L'osteopatia è prevenzione. Previene l'insorgenza di tante patologie, predisponendo il corpo all'omeostasi, quindi al suo equilibrio.

Credo che lavorare nel settore della prevenzione sia una delle sfide più difficili perché devi far capire alla persona che, eseguendo determinate azioni – azioni facili da fare, ma altrettanto facili da NON fare - in modo costante, otterrà dei risultati e si riscontrerà dei grandi benefici a medio/lungo termine,

mentre nella società odierna siamo abituati a ottenere tutto velocemente e focalizziamo spesso le nostre energie e i nostri pensieri sul brevissimo termine, senza proiettarci sul dove vivremo in futuro e, soprattutto, in che condizioni.

È un po' come il fumatore: ovviamente sa che quella sigaretta che sta fumando fa male ma, dato che nel breve termine non comporterà nulla, se ne infischia e fuma lo stesso pensando "tanto ora sto bene".

L'essere umano è il procrastinatore per eccellenza.

Ed è per questo che ogni giorno lotto per trasmettere il messaggio di prendere in mano la propria vita, prendersi cura del proprio corpo: è il luogo in cui dovremmo vivere in futuro, non ne abbiamo a disposizione un altro.

Non concentrarti sull'immediato perché è effimero e volubile. Agisci ora (in piccolo), ma pensa a lungo termine (in grande).

In Italia la professione osteopatica si sta sviluppando sempre di più negli ultimi anni, ma fino a qualche tempo fa non se ne conosceva neppure l'esistenza; c'è, infatti, ancora oggi molta confusione riguardo l'ambito osteopatico.

Personalmente lavoro ogni giorno per cambiare, migliorare e far conoscere nel panorama nazionale, la figura dell'osteopata che molte volte viene demonizzata e coloro che ne parlano male lo fanno solo per un motivo: non conoscono questa professione

Non conoscono i benefici che può portare l'osteopatia alla vita delle persone in fatto di prevenzione e salute, e il mio ruolo, la mia missione è propria quella di far capire veramente quanto lavoro, quanto studio, quanta pratica, quanta esperienza ci possa essere dietro questa professione che ancora, in Italia, ahimè, non si conosce bene.

Facciamo un po' di chiarezza nei paragrafi successivi e capiamo perché è così importante.

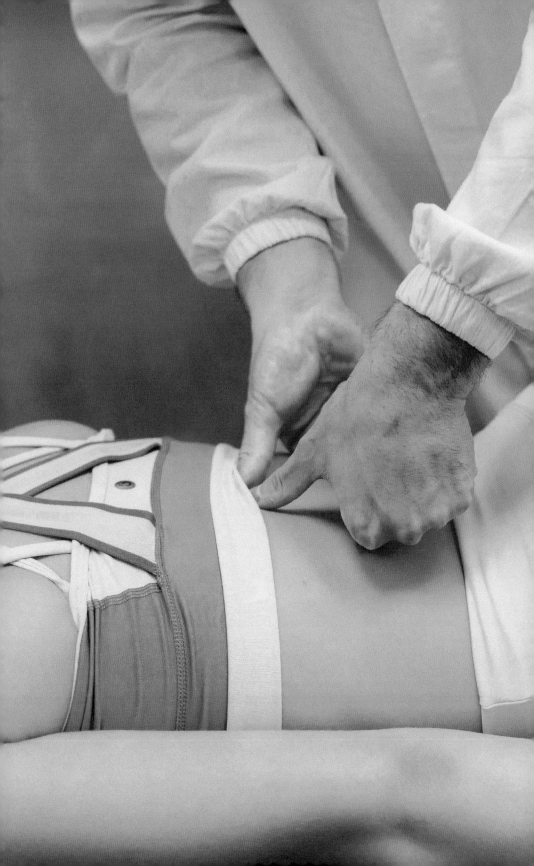

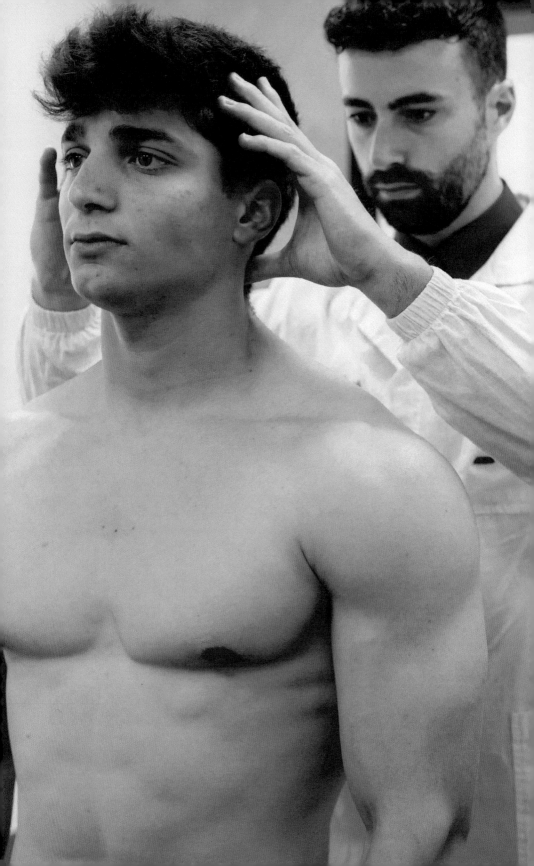

4.1 Osteopatia: definizione e piccoli cenni storici

Per definizione l'osteopatia è una medicina manuale che si basa sulla teoria per cui il corpo è in grado di produrre da solo i propri rimedi. Il corpo ha capacità di auto-regolazione e presenta al suo interno tutte le medicine naturali utili per stare bene, ovviamente in assenza di patologie gravi e purché i rapporti strutturali, le condizioni ambientali e l'alimentazione rientrino nella normalità. Tramite determinate tecniche si possono stimolare alcuni punti e alcune zone che predispongono il corpo al potenziamento della salute e, di conseguenza, alla guarigione.

In osteopatia si parla sempre di salute e mai di malattia. La parola "malattia" la lasciamo all'ambito medico; noi osteopati possiamo parlare di salute, prevenzione e far sì che il corpo si predisponga in modo tale da vivere al massimo delle sue capacità e senza alcun dolore fisico, potenziando appunto la salute.

Essa differisce dall'allopatia principalmente per la maggiore attenzione dedicata alla meccanica corporea e per i metodi manipolativi impiegati nella terapia.

Ho racchiuso questi concetti in una definizione personale dell'osteopatia: "Medicina manuale che mira a ripristinare l'equilibrio e l'omeostasi della persona affinché quest'ultima possa vivere in una miglior condizione di salute e benessere."

Questa scienza nasce nel 1874 da Andrew Taylor Still, durante la guerra, che riteneva fosse necessario evolvere la medicina. Al tempo, Still era medico di campo e, durante un'epidemia di meningite, decise di osservare la tradizione medica degli Shawnee, gli indiani americani che praticavano la manipolazione delle ossa. Riteneva che tutte le malattie derivassero dal modo in cui il sangue circolava e dalle contrazioni muscolari che erano responsabili di una cattiva circolazione. Solo nel 1892 fondò la prima scuola di osteopatia e da allora il suo successo crebbe a livello mondiale. Il suo arrivo in Europa si deve a John Martin Littlejohn, che apprese la tecnica dallo stesso Still. Fu il primo a chiedere, nel 1913, che la professione fosse riconosciuta legalmente dal Parlamento, cosa che avvenne però soltanto nel 1993.

4.2 Concetti e caratteristiche dell'Osteopatia

La pratica si avvale delle conoscenze mediche e scientifiche per applicare i suoi principi nella prevenzione della salute del paziente. Nel trattamento è data priorità ai risultati della ricerca sperimentale.

L'osteopatia abbraccia il concetto di unità tra la struttura anatomica e la funzione fisiologica di ogni persona. In questo senso è definibile come un sistema di assistenza basato sulla salute del paziente piuttosto che sulla malattia. Si è sviluppata come mezzo per facilitare i meccanismi di auto guarigione, andando a intervenire su quelle parti del corpo che sono tese e stressate o sulle disfunzioni che ostacolano i meccanismi naturali del corpo.

L'osteopatia non si riduce alla diagnosi o al trattamento dei problemi muscolo-scheletrici, bensì rivolge il suo interesse alle modalità con le quali la biomeccanica interviene nella fisiologia del paziente per arrivare a sostenerlo e curarlo. Per l'osteopata ogni corpo ha le stesse componenti e le stesse funzioni, anche se ogni individuo ha diversi processi biomeccanici in risposta ai suoi processi fisici, chimici, emotivi e psicologici. Per iniziare a pianificare una terapia, l'osteopata elabora la diagnosi e il trattamento sulla base di cinque modelli che descrivono quali effetti si avranno sul paziente e in che modo potranno modificare/migliorare le sue capacità fisiologiche.

Modello biomeccanico: il corpo è visto come un'integrazione di componenti in un meccanismo che regola postura ed equilibrio. Stress e squilibrio del paziente influiscono sulla funzionalità dinamica aumentando il dispendio energetico e producendo delle disfunzioni a livello neuro-vascolare e un'alterazione del metabolismo. A questo livello, il trattamento ha lo scopo di ripristinare la postura e l'equilibrio del paziente.

Modello neurologico: vengono presi in considerazione gli effetti causati dalla facilitazione spinale e l'equilibrio sulle componenti del sistema nervoso vegetativo. In questo caso il trattamento è concentrato sulla riduzione degli stress meccanici.

Modello respiratorio/circolatorio: si occupa di mantenere il giusto apporto di ossigeno e nutrienti alle cellule, andando anche a eliminare le scorie. Il trattamento si basa sulla disfunzione respiratoria, sulla circolazione dei liquidi e sul loro flusso regolare.

Modello bio-psico-sociale: a questo livello vengono esaminate le relazioni tra le diverse fonti di stress psicologico del paziente. Il trattamento prende in considerazione anche i fattori ambientali, sociali, economici, culturali e fisiologici.

Modello bioenergetico: prende in esame la tendenza del corpo a mantenere l'equilibri tra la produzione, la distribuzione e il dispendio dell'energia. Il trattamento si basa sulla disfunzione somatica.

Oltre ai modelli sopra descritti, attualmente la pratica dell'osteopatia viene caratterizzata per una componente manuale, ovvero diverse tecniche usate dagli osteopati nella manipolazione e gestione del paziente. Il continuo sviluppo di tecniche, la ricerca, la sperimentazione e la scoperta sono i fattori responsabili dell'aumento considerevole del numero di manovre, pratiche e metodologie di cura a nostra disposizione. Queste tecniche, però, sono solo una piccola parte di un mondo più vasto: l'osteopatia differisce da altre forme di medicina manuale per la sua struttura concettuale e per la modalità d'applicazione delle sue tecniche.

L'obiettivo del trattamento è di riportare l'organismo al suo funzionamento corretto, limitando, quindi, l'assunzione di farmaci e/o evitando di sottoporre il paziente a interventi chirurgici.

Si cerca, inoltre, durante la pratica osteopatica, a differenza di altre professioni sanitarie, di capire e scoprire quale è la causa che sta provocando il sintomo, il dolore o lo squilibrio della persona.

Scoprendo quale è la causa, si potrà lavorare su quella, affinché il sintomo poi non torni più perché, invece, se ci si concentra solo sul dolore senza far fronte alla causa, la persona starà bene per un breve periodo di tempo ma, non avendo eliminato la causa del suo problema, quel sintomo tornerà.

4.3 La pratica Osteopatica

Quando ci si sottopone a un consulto osteopatico, il professionista raccoglie l'anamnesi e conduce degli esami osteopatici per valutare la condizione del paziente. Bisogna capire se la persona può essere trattata oppure deve essere inviata a una figura medica specializzata in quell'ambito. Segue il trattamento e la sua messa in atto e solo alla fine vengono valutati i risultati.

La visita osteopatica è un vero e proprio screening fisico-posturale che, se il paziente si presenta alla visita con dei dolori, mira a rintracciare la causa che sta generando questi ultimi e a eseguire un trattamento volto all'eliminazione di tali dolori, per poi lavorare sull'equilibrio generale del paziente.

Se, invece, il paziente si presenta senza dolori particolari, la prassi osteopatica mira al ristabilire l'omeostasi (l'equilibrio del corpo) affinché esso possa lavorare al massimo delle sue potenzialità e senza alcun dolore.

Abbiamo 5 fasi durante una visita:

1. Anamnesi

È la fase conoscitiva, in cui si chiede al paziente il motivo per il quale si è rivolto a un osteopata e si approfondisce tale motivo tramite domande specifiche cosicché l'osteopata comprenda più facilmente quale potrebbe essere la soluzione della problematica.

Viene redatta dall'osteopata in maniera approfondita e comprende qualsiasi fattore di rilievo presente e passato, compresa la storia familiare, in merito al problema/dolore. Grande attenzione viene data ai fattori che più probabilmente possono aver condotto a quel dolore.

2. Diagnosi differenziale

È un momento cruciale in cui l'osteopata decide se prendere in carico il paziente in quanto considera la problematica di competenza osteopatica. Si effettuano dei test per capire se è in grado di risolvere tale problematica in maniera autonoma oppure se necessita di una figura medica specifica.

3. Osservazione, valutazione posturale e test Osteopatici:

Dopo essersi accertato che la problematica del paziente è di competenza osteopatica si procede con l'osservazione statica e dinamica, la valutazione posturale e i vari test osteopatici preparatori al trattamento.

4. Trattamento osteopatico:

È la fase centrale della seduta in cui, tramite tecniche manuali, l'osteopata corregge le disfunzioni trovate in fase di valutazione, ricercando la diminuzione o l'eliminazione del dolore, oppure soltanto per fare prevenzione. Sarà poi compito dell'osteopata capire se, per risolvere tale problematica, si ha bisogno di una o più sedute.

5. Indicazioni finali e visualizzazione di eventuali esercizi terapeutici da svolgere:

È la parte finale della seduta prima del congedo, in cui l'osteopata dispensa al paziente alcuni consigli utili per far sì che il problema per cui è stato trattato eviti di tornare perché, se non sono avvenuti traumi o incidenti importanti, la maggior parte dei dolori è dovuta ad abitudini o posizioni scorrette che si assumono durante la quotidianità. Si valuta, infine, la prosecuzione del percorso.

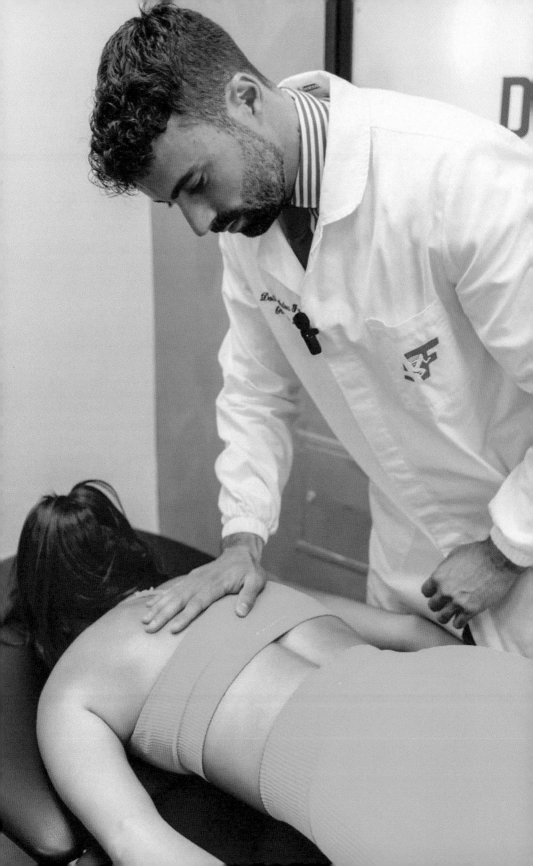

4.4 Trattamenti osteopatici: perché sono importanti per la prevenzione di malattie e danni posturali durante un percorso di trasformazione psico-fisica

Non possiamo fare a meno dell'osteopatia se vogliamo raggiungere il vero benessere, inteso come equilibrio, forza, energia che, di conseguenza, portano poi a una migliore predisposizione psicofisica alla salute.

Ti starai chiedendo:

1. Perché è così importante la pratica osteopatica se io voglio semplicemente vedermi bene allo specchio e voglio ottenere il corpo che desidero e, di conseguenza, stare bene con me stesso?

2. Dall'Osteopata non ci si va soltanto se si hanno dolori di vario tipo?

Ti rispondo cercando di essere chiaro e sintetico, anche se potrei parlare per ora ed ore di questi argomenti.

L'osteopatia è un pilastro fondamentale del mio metodo di raggiungimento della salute e del benessere perché ha il compito di ristabilire l'omeostasi, ovvero la continua ricerca dell'equilibrio da parte del nostro organismo, affinché il nostro corpo possa svolgere i suoi processi fisiologici al meglio.

Ti faccio un esempio pratico: prendiamo Giulia, una donna di 40 anni, mamma e impiegata, senza dolori fisici particolari, che vuole cambiare il proprio corpo, modificare il suo stile di vita e vedersi e sentirsi meglio perché si è resa conto che negli ultimi anni ha trascurato il proprio corpo e la propria salute.

Si affida ad alcuni professionisti di allenamento e nutrizione che le preparano un programma alimentare e di allenamento personalizzati. Tralasciano la visita osteopatica.

Giulia comincia il suo percorso, passano diversi mesi, vede i risultati ma è insoddisfatta, anzi a volte si sente più stanca di prima e non riesce a capirne il motivo.

Un bel giorno, mentre sbriga alcune faccende a casa, si piega per raccogliere la scopa che le era caduta a terra e le viene il colpo della strega. Si blocca completamente.

Giulia contatta un osteopata che le hanno consigliato le amiche. Prenota una visita da lui per risolvere questo dolore insopportabile.

L'osteopata, visitandola, si accorge che Giulia presenta una gamba più corta dell'altra data da un blocco a livello della zona lombare (zona bassa della schiena, sopra i glutei) che la porta a presentare dei compensi a livello del bacino.

Ma lei non ha mai avvertito questo blocco perché il corpo lavorava, lavorava e lavorava ancora. Lavorava ogni giorno per mantenere la sua omeostasi, ovvero il suo equilibrio, per non farle sentire nessun dolore.

Apro una parentesi: il nostro organismo è intelligentissimo. Quando sente che c'è qualcosa che non quadra a livello posturale, si predispone in posizione antalgica, ovvero si allontana dal fastidio/dolore/problematica creando, però, dei compensi corporei e posturali che riesce a gestire fino a quando la goccia non trabocca dal vaso. In quel momento si blocca del tutto e si presenta il vero dolore.

Tornando a Giulia, il suo organismo, lavorando e fornendo energia ogni giorno per farla sentire bene e permetterle di ignorare il suo blocco, perdeva inevitabilmente energie di cui avrebbe necessitato per predisporre il corpo verso un miglioramento fisico.

Che cosa significa questo?

Che se Giulia avesse fatto una visita osteopatica prima di cominciare questo percorso di trasformazione fisica, sicuramente avrebbe eliminato il blocco lombare che aveva, probabilmente il colpo della strega che ha avuto non sarebbe mai esistito e, soprattutto, avrebbe predisposto tutte le energie presenti nel proprio corpo al raggiungimento del suo risultato fisico senza che quest'ultimo dovesse utilizzarle per far fronte a quel blocco lombare.

In sostanza, ciò che vorrei comunicare è che il trattamento osteopatico praticato ciclicamente, in base alla persona, è fondamentale per pulire l'organismo da eventuali disfunzioni o blocchi e predisporre il corpo verso il miglioramento focalizzando tutte le energie su quello per raggiungere il risultato in modo più efficiente e duraturo.

Nel percorso in AF Lab, infatti, la visita osteopatica prima di cominciare un percorso di trasformazione fisica è obbligatoria e questo che ho raccontato è uno dei motivi principali.

Quindi si va dall'osteopata se avete un dolore che vi affligge, un mal di schiena, un blocco cervicale o dorsale e tanti altre sintomatologie che l'osteopatia può migliorare e prevenire, assolutamente sì, tuttavia consiglio una visita per prevenire eventuali dolori futuri e blocchi e predisporre il tuo corpo verso l'equilibrio. Si tratta, appunto, di prevenzione.

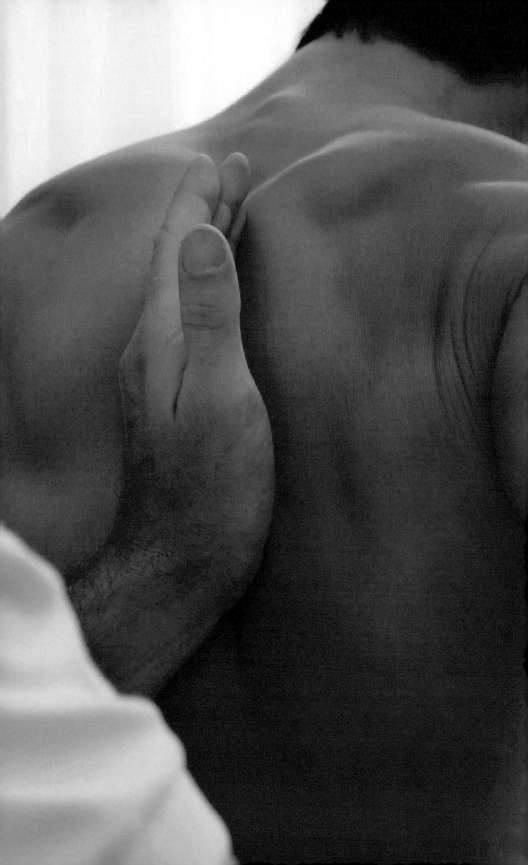

Cap. 5 - Equilibrio

"La vita è come andare in bicicletta. Per mantenere l'equilibrio devi muoverti"

(Albert Einstein)

Abbiamo parlato fino ad ora dei quattro pilastri fondamentali per il raggiungimento del benessere psicofisico e per elevare il proprio stato di wellness e salute.

Tutti e quattro questi pilastri devono inevitabilmente essere bilanciati tra loro. Ognuno ha la propria importanza.

Proprio per questo motivo in questo capitolo parleremo di colui che ci aiuterà a mantenere questo bilanciamento: l'equilibrio.

La parola equilibrio viene dal latino aequilibrium: l'etimologia fa riferimento alla condizione di stasi di una bilancia in cui le due parti sono gravate dallo stesso peso.

Perché ne stiamo parlando qui, adesso? Perché trovare l'equilibrio è fondamentale per riuscire a mantenersi in forma, in salute, ottenere il corpo che si desidera e raggiungere un benessere consapevole.

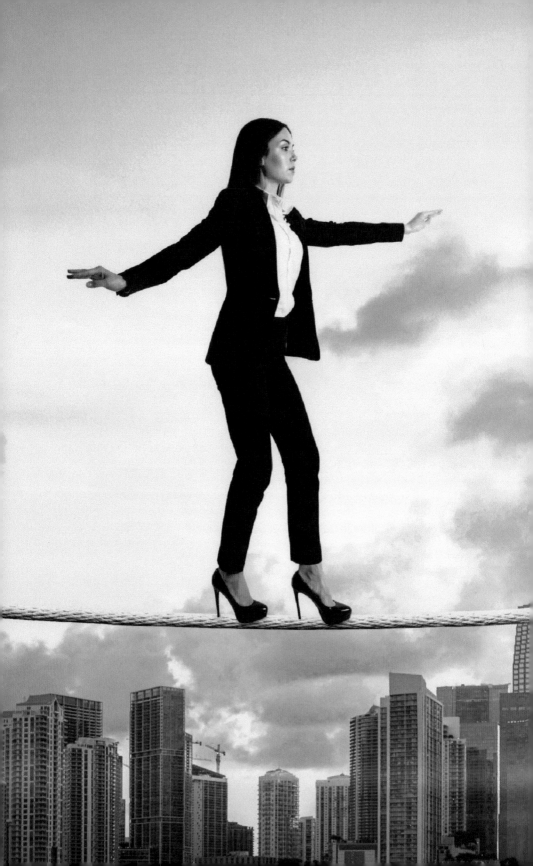

5.1 Cerca l'equilibrio. Troverai la salute.

Parliamo, ad esempio, di tutte le persone che vorrebbero dimagrire, che magari alcune volte ci sono anche riuscite ma poi sono tornate come prima, se non peggio.

Uno dei motivi principali per il quale molte persone non riescono a dimagrire è aver posto il dimagrimento come obiettivo e la restrizione calorica come strumento utile al raggiungimento dello scopo. L'obiettivo, invece, dovrebbe essere imparare ad alimentarsi in modo corretto, sano ed equilibrato. Il dimagrimento in questo caso sarà una semplice conseguenza.

Un secondo motivo si può ricercare nell'allenamento, che viene visto come punizione per aver mangiato troppo o male. L'allenamento dev'essere uno stimolo, un momento di gioia e allegria, un momento di conoscenza del proprio corpo, dei suoi limiti e delle sue capacità. Ancora una volta manca l'equilibrio, la giusta scelta, la ponderazione.

L'equilibrio è la chiave per condurre una vita sana e felice. Se chiediamo a persone diverse come rimanere in salute, ognuna di loro ci darà una risposta differente: mangiare sano, fare sport, andare a correre, fare palestra e via dicendo. Ognuna di queste persone, però, sta cercando di proporre il proprio modo di mantenersi in equilibrio. Ciascuno di loro parla per esperienza personale. Ciò che va ricercato, quindi, è il proprio equilibrio, che non è uguale per tutti e, soprattutto, non è così difficile da trovare.

Il primo passo da compiere è far entrare l'equilibrio in ogni aspetto della tua vita: lavoro, famiglia, relazioni, amici, partenti, vita privata, sport.

L'esercizio fisico svolto in maniera regolare è il pilastro di una buona salute e di un buon equilibrio. L'ideale sarebbe riuscire a svolgere una regolare attività fisica, magari abbinando l'esercizio aerobico con quello anaerobico. È necessario tentare fin quando non si riesce a trovare l'equilibrio tra tutte le sfere della vita e percepire che sono ben allineate sulla bilancia personale. Tornando allo sport, anche il tuo allenamento dovrà essere equilibrato: non puoi svolgere solamente cardio, forza, corsa, pesi, addominali. Tutto deve diventare un'armonia equilibrata che punta al benessere totalizzante del tuo corpo. Per fare in modo che questo accada, dovresti prestare attenzione a diversi fattori durante il tuo programma d'allenamento.

Prima di tutto è necessario che il programma sia calibrato sulla tua forza e resistenza. In questo modo abbasserai la probabilità di subire lesioni o infortuni e non forzerai eccessivamente articolazioni e muscoli. Poi impara gli esercizi: ogni tipologia di allenamento ha un proprio vantaggio e apporta benefici a una specifica parte del tuo corpo. Ad esempio, l'allenamento ae-robico mantiene in salute i sistemi cardiocircolatorio e respiratorio. Se il tuo scopo è migliorare il tono dei muscoli, sarà necessario lavorare con esercizi di forza.

L'ultimo step è abbinare anche alcuni esercizi di flessibilità e mobilità.

Per fare in modo che il tuo allenamento sia equilibrato, alcuni giorni sarà bene abbinare un gran numero esercizi differenti, altri invece la quantità di esercizi sarà minore. Così facendo inizierai a trovare il giusto equilibrio tra il tuo allenamento e il tuo corpo. Con il passare del tempo sarai in grado di calibrare ogni aspetto della tua vita in maniera assolutamente automatica, senza dover riflettere più del dovuto su cosa sarebbe meglio fare o andreb-be evitato.

Una volta trovato un sano equilibrio, raggiungere i tuoi obiettivi nel fitness, come nella vita, sarà semplice e veloce.

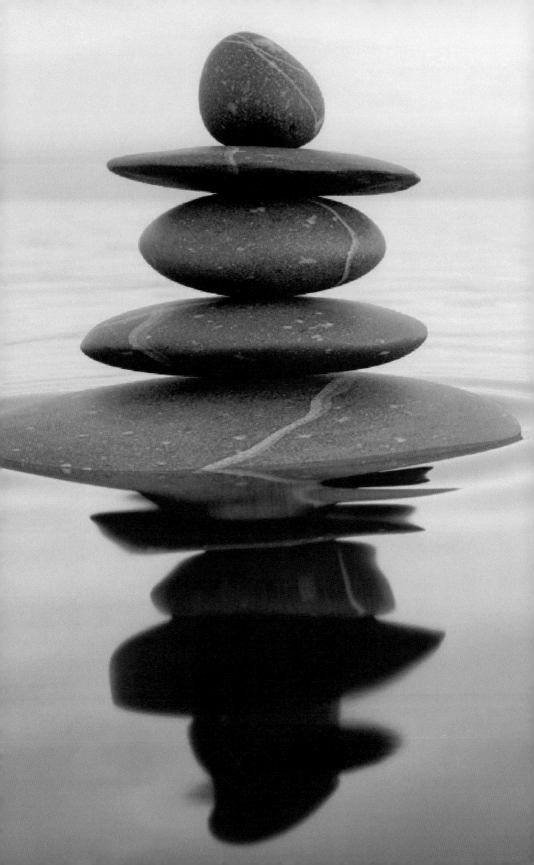

5.2 L'importanza del sonno per l'equilibrio corporeo e il miglioramento della composizione corporea

Perché il sonno è così importante? Perché durante il sonno il nostro corpo elimina alcune tossine e inizia a rigenerare le cellule e i tessuti. Questo processo necessita di un sonno sereno, indisturbato da interferenze e in un ambiente considerato accogliente. Ognuno di noi ovviamente ha un rapporto diverso con il proprio sonno: ci sono persone che si sentono già riposate dopo poche ore, altre invece hanno bisogno di più di 8 ore per dirsi soddisfatte. Anche se il sonno è soggettivo, non significa che non esistano delle regole fondamentali da rispettare: il sonno è un bene prezioso e ognuno di noi deve riuscire a trarne il massimo beneficio.

Non esiste un numero preciso di ore da investire in sonno: tutto dipende dal tipo di vita che conduciamo, i ritmi che sosteniamo, gli impegni di tutti i giorni. Il tempo che la letteratura e la scienza ci suggeriscono va dalle 7 alle 9 ore a notte, non di meno e non di più. Oltre questa quantità si sono rilevati disturbi di diverso genere e la tendenza a sviluppare diabete, ipertensione, patologie cardiovascolari e depressione. Ovviamente se un giorno dovessimo dormire per 10 ore di fila non spaventiamoci: evidentemente ne avevamo davvero bisogno, l'importante è che non diventi un'abitudine.

Diversi studi ci suggeriscono che un quarto della popolazione mondiale soffre di disturbi del sonno, e quasi il 10% d'insonnia. Nonostante le differenze individuali, il fattore che più spesso accomuna questi disturbi è lo stress: l'organismo altera i propri ritmi per tenere sotto controllo un periodo intenso. Questo accade perché viene immesso un ormone nel sangue, chiamato cortisolo, che causa la perdita di sonno e produce stanchezza, irritabilità, difficoltà di concentrazione e disturbo dell'umore.

Ecco quindi a cosa è dovuta quella sensazione di stanchezza dopo una notte agitata e disturbata. Tutti questi fattori ostacolano i cicli del sonno, che si compongono in questa maniera:

- **Fase 1, l'addormentamento**: in questa fase la muscolatura si rilassa e la temperatura del corpo inizia a calare, l'attività cerebrale rallenta. È la fase in cui molti avvertono la sensazione di cadere nel vuoto che provoca l'improvvisa contrazione muscolare.

- **Fase 2, il sonno leggero**: le attività metaboliche rallentano e i muscoli alternano fasi di contrazione a rilassamento.

- **Fase 3 e 4, il sonno profondo**: le attività metaboliche sono al minimo, il battito cardiaco rallenta e l'organismo inizia a rigenerarsi.

- **Fase 5, REM**: avviene dopo circa 90 minuti dall'addormentamento. Il sonno si fa più leggero e le attività cerebrali più intense. È la fase in cui sogniamo.

Questo ciclo del sonno si ripete nell'arco di tutta la notte. I ritmi sono governati da due ormoni: il cortisolo, l'ormone che tiene svegli, e la melatonina, quello che facilità l'addormentamento. Quest'ultimo inizia a essere rilasciato quando fa buio poiché l'organismo riconosce che ci si sta avvicinando alla fase di riposo.

A prescindere dalle fonti di stress che possono intaccare il nostro riposo, il sonno è un fattore primariamente mentale. Riposare bene e in maniera serena è possibile ed esistono numerose tecniche e accorgimenti che possiamo adottare per dormire nel modo giusto e svegliarci riposati e carichi di energia:

- Evitare l'uso di computer e telefono prima di andare a dormire: la luminosità degli schermi produce nel cervello le stesse reazioni della luce diurna e quindi rallenta la produzione di melatonina. In più, gli stimoli dati da questi apparecchi mantengono alta l'attività cerebrale;

- Fare un bagno caldo un'ora prima di coricarsi per rilassare i muscoli, abbassare la temperatura corporea e prepararci al sonno;

- Dormire in un ambiente sereno, tranquillo, lontano da stimoli sonori e luminosi e che abbia una temperatura che oscilli tra i 15° e i 20°C;

- Evitare di praticare sport e attività fisica a ridosso delle ore dedicate al sonno: l'adrenalina prodotta dalla performance è controproducente se si vuol prendere sonno;

- Evitare i pensieri negativi: prima di metterci a letto rimandiamo i pensieri, i problemi e le fonti di stress al giorno dopo. È bene che la mente sia libera e leggera;

- Avere un rituale: che sia una tisana, un pediluvio o qualunque altra azione ritagliatevi qualche minuto per un'attività completamente rilassante e che sia tutta per voi;

- Curare l'alimentazione: sì, anche prima di andare a letto. È bene assumere cibi sani a qualche ora di distanza dal sonno, così da non sovraccaricare il metabolismo e permettere che la digestione sia completa prima di addormentarsi.

Se vogliamo raggiungere un equilibrio, dobbiamo dare importanza anche al giusto riposo che ci renderà lucidi e carichi per affrontare al meglio le nostre giornate caratterizzate, al giorno d'oggi, da forti agenti stressanti.

5.3 Dieci strategie per perdere i primi kg di grasso corporeo in maniera equilibrata

Per contrastare le tante fake news presenti nel web e nella tua palestra, voglio farti un regalo: dieci strategie per perdere i primi chili di grasso corporeo. Alcuni mi diranno che quelli sono sempre i più facili, ma non è così per tutti.

Prova a seguire questi accorgimenti e vedrai cosa succede:

1. Fai almeno 8-12.000 passi al giorno

Siamo succubi di una vita altamente sedentaria che non aiuta la perdita di grasso e il dispendio calorico. Per cominciare una nuova routine è bene concedersi delle passeggiate, prendere le scale, andare a piedi a lavoro. L'ideale sarebbe fare 12.000 passi al giorno. I più moderni cellulari hanno appositi programmi per tenere sotto controllo questi allenamenti: usiamoli al meglio.

2. Allenati con i pesi 3/4 volte a settimana

L'allenamento con i pesi è ideale per bruciare calorie anche durante il recupero e nei giorni successivi all'allenamento. Alterna i pesi con i circuiti a corpo libero e le sessioni di cardio durante la settimana. Essere seguito da un personal trainer o da un team di professionisti della salute e del benessere è fortemente consigliato.

3. Includi verdure low-calories nella maggior parte dei pasti

Occhio all'alimentazione. Anche se ne stai seguendo una molto bilanciata permettimi di fare un'aggiunta: usa le verdure con basso indice glicemico e che coniugano un elevato apporto di micronutrienti a un basso numero di calorie. Questo tipo di verdura dà un grande senso di sazietà. Quelle da preferire sono la cicoria, gli spinaci, la lattuga, le foglie di rapa, la rucola, i peperoni rossi, il cavolo, le carote, i pomodori e la zucca, meglio se assunte crude, bollite o cotte al vapore.

4. Mangia proteine magre in tutti i pasti

Per aiutare i tuoi muscoli e il loro tono aggiungi proteine a ogni pasto: accelereranno l'eliminazione del grasso e la costruzione del muscolo. Sì alla bresaola, alla fesa di tacchino, allo yogurt greco, al petto di pollo, al tonno al naturale, alle proteine in polvere e all'albume d'uovo.

5. Assumi carboidrati complessi al posto di quelli semplici

I carboidrati semplici, o gli zuccheri, si immettono direttamente nel sangue alzando la glicemia. Quelli complessi, al contrario, richiedono una digestione più lunga e saziano per più tempo. Per fare qualche esempio, troviamo gli zuccheri nel miele, nei dolci, nei gelati e nel latte, mentre i carboidrati complessi si possono trovare nei cereali, nella pasta integrale, nel riso, nell'orzo, nel farro, nel mais, nella segale e nella quinoa.

6. Fai 2 spuntini al giorno mangiando preferibilmente frutta e proteine

Uno a metà mattina e uno a metà pomeriggio, lontani dai pasti principali. Così facendo riuscirai anche a mantenere attivo il metabolismo e favorirai la perdita del grasso corporeo.

7. Bevi 1 litro d'acqua ogni 25 kg di peso corporeo

Uno dei principali alleati del dimagrimento e della perdita del grasso è il drenaggio dei liquidi in eccesso. Sì ad acqua e tisane.

8. Non focalizzarti sugli altri, ma concentrati solo su te stesso

Non cercare di emulare gli altri. Pensa solo a migliorare te stesso e piacerti: vai dritto per la tua strada e non arrenderti mai.

9. Dormi 7/9 ore a notte

Abbiamo parlato dell'importanza della qualità e quantità delle ore di sonno. Per la perdita di grasso sono essenziali l'equilibrio ormonale e la rigenerazione delle cellule. Questi due fattori possono essere coniugati solo grazie al riposo notturno.

10. Non avere fretta, sii paziente e costante

Il dimagrimento e la perdita del grasso in eccesso sono processi lenti, che richiedono tempo, pazienza e costanza. Non pensare di poter ottenere risultati veloci o miracoli, perché è impossibile. Datti tempo, sii costante, disciplinato e, alla fine del tuo percorso, potrai godere di tantissime soddisfazioni.

Cap. 6 - Il Metodo "7M"

"Dividi ogni difficoltà in tante piccole parti e risolvila"

(Cartesio)

Siamo abituati a pensare che un metodo è un qualcosa di standard, di uguale per tutti, di poco specifico.

Ho sempre voluto distinguermi dalla massa e andare contro corrente, quindi ho pensato anche a questo: il Metodo 7M è infatti un "non" metodo nel senso che è lo specchio dell'obiettivo che vuole ottenere la persona, è adattabile a ogni situazione, segue delle linee guida scientifiche e specifiche che siamo riusciti ad adattare per tutti coloro che scelgono di far parte della famiglia di AF Lab personalizzando nel minimo dettaglio il programma di trasformazione psicofisica per raggiungere quello che non è solo il tuo obiettivo, ma anche il nostro.

Abbiamo aiutato centinaia di persone, dalle più comuni ai personaggi più celebri del mondo dello spettacolo; questo non importa, siamo tutti uguali e tutti abbiamo il dovere di diventare la miglior versione di noi stessi.

Il team di AF Lab, lavora ogni giorno, da diversi anni, per far accadere questo.

È un metodo che nasce dalla conoscenza, dalla competenza, dagli sbagli, dall'esperienza che ho maturato in tutti questi anni di studio, lavoro e completa dedizione al mondo della salute, benessere, fitness e wellness.

Il metodo verrà sintetizzato, in questo capitolo, perché dietro ad ogni singolo passaggio c'è lo studio e l'applicazione approfondita in maniera minuziosa di ogni dettaglio.

L'ho chiamato Metodo "7M", perché i 7 passaggi di cui ora ti parlerò cominciano tutti con la stessa lettera, la "M".

Immagina un ettagono formato, ovviamente, da 7 lati; ognuno di questi 7 lati rappresenta un passaggio del metodo che approfondirò in questo capitolo. Al centro di questo ettagono c'è una persona, questa persona sei tu; sei il centro del progetto, del percorso che si farà insieme e ognuno di questi lati sarà indispensabile per raggiungere l'obiettivo che ci prefisseremo insieme.

Scopriamo insieme il metodo:

- **1. Mentalità**: Valutazione e pianificazione del percorso di trasformazione da intraprendere, settaggio di obiettivi a breve, medio e lungo termine e ri-programmazione e potenziamento del mindset per il raggiungimento di quest'ultimi.

- **2. Mappa**: Dopo aver valutato, pianificato e iniziato a potenziare il tuo mindset andiamo a creare una mappa ideale, personalizzata e studiata nel dettaglio per portarti al raggiungimento dei risultati stilati precedentemente.

- **3. Medicale**: Approccio professionale dove nulla è lasciato al caso: avrai un team di nutrizionisti, osteopati, posturologi e chinesiologi al servizio della tua trasformazione fisica e della tua salute.

- **4. Morfologia:** Programmi di allenamento specifici rispettando la tua morfologia e il tuo somatotipo, ovvero il tuo tipo di corporatura, le tue problematiche fisiche, i tuoi punti di forza e carenti.

- **5. Movimento:** È presente un master trainer dedicato per svolgere al massimo delle tue possibilità le tue sedute di allenamento, resettando, migliorando e perfezionando la tecnica di esecuzione degli esercizi, per poi proseguire spediti verso l'obiettivo.

- **6. Misurazione:** i tuoi risultati verranno scrupolosamente e costantemente monitorati e misurati tramite strumenti da tutto il team per ottimizzare e massimizzare il processo di trasformazione e incrementare i risultati stessi.

- **7. Metamorfosi:** alla fine del percorso ti garantiamo una trasformazione a livello fisico e mentale. La persona stanca, stressata, con un corpo che non le rendeva giustizia e poco energica che eri quando hai cominciato il nostro percorso sarà solo un brutto ricordo. Ti portiamo alla fine del percorso da persona autonoma e matura rispetto a tutti i gli aspetti della tua salute, quali stile di vita, allenamento, nutrizione e mindset.

Questi sono i 7 passaggi del Metodo AF Lab, chiamato anche Metodo "7M", che ogni giorno mettiamo in pratica con i nostri allievi per farli passare da un punto A (persona stressata, poco energica, poco produttiva, che si vede male allo specchio, disequilibrata a livello alimentare e tanti altri fattori negativi che caratterizzano la propria vita), a un punto B (persona energica, produttiva, in salute, vigile, con il corpo che desidera, con un'educazione alimentare ed un benessere generale).

Per avere maggiori informazioni riguardo il metodo ed altre curiosità puoi scrivermi a questa mail:

info@andreaforiglio.it

Sarò felice di risponderti e chiarire i tuoi dubbi.

Cap. 7 - Casi di Successo

"Non c'è esercizio migliore per il cuore che tendere la mano ed aiutare gli altri ad alzarsi"

(Henry Ford)

In questo capitolo ti voglio parlare di alcuni casi di successo con cui ho lavorato insieme al mio team nel corso della mia carriera.

Partiamo dal presupposto che, insieme al team di AF Lab, ho aiutato centinaia e centinaia di persone a raggiungere il proprio benessere psicofisico, a ottenere il corpo che desideravano e, di conseguenza, a diventare una fonte inesauribile di energia; ne abbiamo viste veramente tante nel corso degli anni, di ogni tipo: dai casi più semplici e senza particolari problematiche, i classici casi di dimagrimento, salute, aumento di massa muscolare, definizione muscolare, tonificazione, ricomposizione corporea, ai casi più complicati come, ad esempio, forte obesità, bulimia, anoressia, amenorrea, persone diabetiche, ipertese, con problematiche anche molto più importanti.

Questo capitolo vuole spronare e aiutare le persone che vivono nel limbo delle proprie paure, delle proprie incertezze, in un corpo che non le rispecchia e appunto spronarle a fare quel passo per prendere in mano la propria vita.

Parlerò nelle prossime righe di 4 casi di successo estremi e non convenzionali, proprio per farti capire che, se ce l'hanno fatta persone che venivano da situazioni e problematiche disastrose, ce la puoi fare anche tu.

Ogni persona merita di raggiungere il benessere psicofisico. Lo devi a te stesso.

Alessia, 18 anni, dall'anoressia alla felicità

Iniziamo con lei, nel lontano 2014, l'anno in cui Alessia si ammala di anoressia, all'età di 14 anni. Alessia viveva a Ferrara con i suoi genitori.

In quel periodo faceva Zumba, che le era stata vietata dal medico perché era sottopeso e non mangiava.

Non è mai stata legata a uno sport in particolare fino a quando, ammalandosi di anoressia, si è avvicinata alla forma fisica e al fitness.

Nel 2017, all'età di 17 anni, non avendo ancora risolto questa problematica col cibo, decide di andarsene di casa dei suoi genitori e si trasferisce a Roma.

Si trasferisce per fare un corso di pasticceria nella capitale perché, come racconta, fare dolci e non mangiarli era l'unico modo per bloccare i pensieri che aveva sul cibo.

Nel gennaio 2017, appena trasferita a Roma, decide di iscriversi in una palestra e frequentare la sala pesi. Non aveva mai sollevato un peso in vita sua, però, presa dalla curiosità e con i buoni propositi del nuovo anno, decide di iscriversi.

In quella palestra, di cui non faremo il nome, Alessia inizialmente si sentiva spaesata, non sapeva da dove cominciare, non avendo mai visto una sala pesi prima, fino a quando un giovanissimo personal trainer, parlando con lei e capendo la situazione in cui si trovava, decide di prenderla sotto la sua ala; quell'incontro cambierà la vita di Alessia.

Il personal trainer ero io che lavoravo all'interno di questa struttura prima di aprire il mio studio personale.

Cominciamo insieme un lavoro psicofisico.

Nella palestra in cui lavoravo c'era una bilancia all'interno della sala pesi quindi, se volevi pesarti, eri obbligato a farlo davanti a tante persone e questo per Alessia era veramente un qualcosa di impensabile all'inizio perché provava vergogna.

Questa è stata una delle prime cose che abbiamo sbloccato insieme, ovvero il pesarsi davanti alle persone, senza sentirsi giudicata. Era già un grande traguardo per quella ragazza così timida che veniva da un piccolo paesino del Nord Italia.

Inizialmente vedevo che Alessia veniva in palestra con tute e felpe larghe, come se dovesse nascondere qualcosa; ad un certo punto, nel corso del nostro percorso insieme, notai che ha cominciato ad indossare leggings stretti e top sportivi; Alessia si stava sbloccando, stava acquisendo sicurezza, era più sorridente, scherzosa, meno timida ed io super orgoglioso.

La cosa che notavo di più è che non aveva più paura di essere giudicata. Era sé stessa e stava imparando ad accettare il proprio corpo.

Da un punto di vista alimentare Alessia era seguita da una dietologa e per gli allenamenti direttamente da me, con 2 sedute di personal training private settimanali e 2 sedute di allenamento da sola, ovviamente con il programma di allenamento personalizzato che le avevo preparato.

Alessia è alta 168 cm ed era arrivata a pesare 41 kg durante la sua malattia. Dopo 6 mesi dall'inizio del nostro percorso insieme è arrivata a pesare 54kg, con 11kg massa magra acquistati, 1kg di grasso fondamentale per il corpo e 1 kg di acqua extra-cellulare.

A parte i risultati di natura estetica, che poi divengono naturali quando si segue un percorso in un determinato modo, Alessia in 6 mesi è diventata una persona totalmente diversa, o meglio ha riscoperto sé stessa e ha preso in mano la sua vita.

Era una ragazza anoressica, timida, con forti problemi con il cibo, con la paura di essere giudicata per qualsiasi cosa, insicura e debole fisicamente.

Ora posso dire con gioia e fermezza che è una ragazza solare, forte, sicura di sé, che sta bene col suo corpo, che ha migliorato le proprie relazioni sociali e con i ragazzi e ama lo sport in maniera sana.

Dopo 1 anno in cui ha vissuto a Roma, Alessia si traferisce a Bari per motivi lavorativi: una famosissima pasticceria pugliese le fa una proposta e lei decide di andare a vivere in Puglia.

Mi ricordo che era disperata perché non potevamo più allenarci insieme, però l'ho confortata e seguita anche a distanza, l'ho aiutata a trovare una palestra a Bari, insomma le sono stato vicino.

Ora Alessia è completamente autonoma nei suoi allenamenti, ogni tanto ci sentiamo e ci facciamo una risata su tutto quello che abbiamo passato e sui macigni che abbiamo superato insieme.

Queste sono alcune parole dell'intervista che abbiamo fatto ad Alessia:

"Devo molto ad Andrea perché è stato una delle persone più importanti che mi ha aiutato ad uscire dalla malattia; da tanti punti di vista, sia mentale perché ho cominciato ad apprezzare il mio corpo e a non sentirmi giudicata da chiunque, sia fisico perché mi ha fatto capire tantissime cose che non sapevo su come funziona il nostro corpo. Che dire, è una persona squisita perché mi è stato molto vicino anche al di fuori della palestra. Mi ha salvato la vita, veramente."

Simone, 24 anni, un ragazzo divenuto "speciale"

Simone, ragazzo normalissimo, all'età di 23 anni la vita decide di farlo diventare un ragazzo speciale.

Un giorno, mentre si recava a lavoro, fa un brutto incidente in motorino in cui rischia di perdere la vita.

Si risveglia, dopo 30 giorni di coma, sul letto di un ospedale.

Dopo diversi accertamenti, il medico gli comunica una brutta notizia, dicendogli: "Simone, hai perso per sempre l'uso delle gambe".

In quel momento ti passa tutta la vita davanti: le immagini dell'incidente, il volto della persona che ti ha causato tutto questo e la rabbia.

In quel momento c'è soltanto una soluzione: reagire.

Non ci si rende mai conto di quanto siamo forti fino a quando essere forti non è l'unica soluzione che abbiamo.

E Simone di forza ne ha tirata fuori tanta, tutta.

Dopo diversi mesi di riabilitazione in un centro specializzato per persone con disabilità a Parma, Simone torna a Roma per iniziare la sua nuova vita.

Si iscrive in palestra e chi sarà mai la prima persona che incontra? Proprio io, che decido da subito di aiutarlo. Avevo una missione: l'allenamento doveva diventare una sua routine, doveva renderlo forte a livello fisico e mentale.

Con Simone il lavoro è stato veramente facile perché questo ragazzo aveva veramente tanta voglia di reagire; era sempre costante e motivato negli allenamenti.

In poco tempo abbiamo ottenuto risultati straordinari; ve ne cito uno: siamo riusciti ad eseguire le trazioni alla sbarra, sollevando tutta la carrozzina e con un sovraccarico di 20kg. Risultato veramente pazzesco.

Abbiamo raggiunto tanti obiettivi come questo e insieme a questi anche la consapevolezza fisica e di allenamento; ad oggi Simone segue la sua routine di allenamento in maniera autonoma e con la costanza che l'ha sempre contraddistinto.

Simone è l'esempio lampante che la vita è per il 10% ciò che ti accade e il 90% come reagisci.

Queste è un estratto delle sue parole quando l'abbiamo intervistato:

"La mia vita da un giorno all'altro è cambiata. Il giorno prima camminavo, il giorno dopo no. È stato un trauma grandissimo per me. Però la vita, in quel momento di rinascita mi ha fatto un regalo: incontrare Andrea. È stato una delle persone fondamentali per questa mia rinascita, mi spronava a fare sempre di più, mi ha temprato e fatto capire che mi dovevo concentrare soltanto sul presente e sulle cose che potevo cambiare, il resto era solo un brutto ricordo. È inutile dirvi che non basterà una vita per ringraziarlo".

Alessandro, 52 anni, obesità: quando hai tutto ma ti manca la cosa più importante

Voglio raccontarvi ora la storia di Alessandro, padre di una bellissima famiglia con 3 splendidi figli.

E fino a qui tutto bene.

È un grande imprenditore romano e, come la maggior parte degli imprenditori, ha dedicato tutta la sua vita al lavoro, trascurando molto la sua salute, soprattutto negli ultimi anni.

Dalla vita, infatti, aveva tutto: una bellissima famiglia, soldi, una bella casa, una bella macchina, ma gli mancava la cosa più importante: la salute e, purtroppo, senza di lei tutto ciò che ho elencato precedentemente diventa effimero.

Vita ed orari completamente mal gestiti, forte stress dato dal lavoro e dalle responsabilità che ne conseguono, alimentazione casuale e non equilibrata, zero allenamento fisico e mal di schiena dovuto alle tante ore che seduto o in macchina; insomma, uno stile di vita che andava modificato perché poteva rivelarsi deleterio a lungo termine.

Alessandro è sempre stato altalenante col peso nella sua vita, è alto 185cm ed il suo peso è sempre oscillato tra i 90 e i 95 kg, fino a quando, portando avanti questo stile di vita da troppo tempo, nel giro di 2 anni si è ritrovato a pesare 155kg e nel febbraio 2021 ha avuto un infarto, fortunatamente scampato.

Da quel momento ha deciso di contattare AF Lab per aiutarlo ad uscire da questa situazione. Quando è arrivato da noi era veramente demotivato perché aveva già provato diverse diete, diversi personal trainer, iscrizioni in palestra, frullati miracolosi, massaggi drenanti, creme bruciagrassi, gli avevano proposto anche l'intervento allo stomaco; insomma, le ha provate un po' tutte con scarsissimi risultati.

Era convinto di non avere tempo per essere costante per raggiungere dei risultati a livello di salute e poi fisici.

Con lui abbiamo dovuto lavorare innanzitutto sul mindset, riordinando poi le priorità e mettendo al centro della sua vita, oltre al lavoro e alla famiglia, anche la sua salute; siamo riusciti a ritagliarci del tempo per allenarci 3 giorni settimanali alle 7 di mattina, prima di andare a lavoro, ad avere una routine alimentare equilibrata, aiutato anche dalla moglie che preparava alcuni pasti e l'abbiamo educato a gestire i pranzi nelle tavole calde e le cene nei ristoranti quando si trovava in trasferta per lavoro.

Ci sono stati dei momenti di forte motivazione alternati, come sempre, a momenti di calo, ma attraverso la disciplina, su cui abbiamo lavorato insieme, siamo riusciti a rimanere costanti.

E cosa succede quando si rimane costanti, si segue la guida e si fanno cose anche quando non ci va di farle perché sappiamo che ci portano all'obiettivo?

Si ottengono i risultati.

In un anno di lavoro insieme Alessandro è passato da 155kg a 95kg, perdendo questo peso in maniera graduale e non stressante, semplicemente imparando a mangiare in modo consapevole, allenandosi con un personal trainer di AF Lab, ripristinando e migliorando le priorità della sua vita e lavorando sull'autodisciplina.

Sicuramente non è stato semplice perché cambiare abitudini per il nostro cervello è sempre un qualcosa che ci fa uscire dal comfort; ma ci siamo riusciti e tutto il team è orgoglioso e fiero del lavoro svolto da Alessandro insieme a noi.

Risultati: meno 60kg sulla bilancia, corpo tonico, energie da vendere, meno stress, più produttività a lavoro e, di conseguenza, più soldi investendo meno tempo nel lavoro, mal di schiena completamente assente sia per i trattamenti osteopatici eseguiti, sia per il calo di peso importante, più sicurezza con le persone, migliorata la relazione sessuale con la moglie e tanta tanta salute.

Queste è un estratto del suo discorso durante la nostra intervista:

"Ho deciso di contattare AF Lab perché ero veramente disperato, ho 3 figli e

una moglie, avevo appena avuto un infarto e provato di tutto fino ad allora per tornare in forma, con risultati pessimi. Ero completamente demotivato ma quando ho conosciuto la squadra di AF Lab ho visto la luce, è come se mi avessero fatto rinascere. Sanno prenderti per quello che sei e tirarti fuori veramente il meglio, partendo dalla mente ed arrivando fino a farti raggiungere risultati fisici straordinari. Io e la mia famiglia gli dobbiamo tanto."

Laura, 32 anni, bulimia: distanti ma vicini per un obiettivo comune

Il quarto caso di successo che voglio raccontarti parla di Laura, una ragazza di 32 anni che vive in un piccolo paesino in Svizzera.

Laura ci ha contattato perché ha sofferto per molti anni di disturbi alimentari, in particolar modo di bulimia. Era arrivata in un momento della vita in cui voleva sistemare questa situazione che la affliggeva da anni. Era molto confusa perché non sapeva come iniziare a intraprendere un percorso che potesse trasformarla.

Laura, vivendo in Svizzera, è stato seguita completamente a distanza da tutto il team di AF Lab.

Abbiamo eseguito le visite e i controlli nutrizionali, i check insieme a me e le lezioni di personal training in videocall, lontani ma vicini.

Anche Laura aveva provato in passato a farsi seguire da altre realtà simili alla nostra, ma senza mai ottenere alcun risultato.

I risultati, nonostante la lontananza, sono stati straordinari, ve li faccio raccontare direttamente da lei in un estratto dell'intervista che le abbiamo fatto:

"Ho iniziato questo percorso perché ho sofferto per diversi anni di disturbi alimentari, in particolar modo di bulimia e, sentendo che avevo già perso tanto tempo, ho sistemato prima alcune situazioni nella mia vita ma mi mancava un pezzo importante, cioè, sistemarmi un po' con me stessa; ritrovare il mio fisico, la mia forza, anche la mia concentrazione mentale perché, avendo avuto quella malattia, anche mentalmente non mi sentivo più me.

Ho scoperto AF Lab tramite i social e, nonostante io venga da un paesino vicino la Svizzera, ho provato a contattarli ed ho iniziato il percorso. Non è stato semplice fin dall'inizio perché ho avuto mille dubbi, mille paure, non sapevo cosa mi aspettasse ma ho trovato subito, innanzitutto in Andrea, una persona con cui poter parlare, poter spiegare quello che avevo vissuto ed essere compresa, e per me era già stato un grande passo perché è la cosa che mi mancava prima perché avevo già tentato con palestre, nutrizionisti ecc...

Avevo tanta confusione mentale perché non sapevo come iniziare per intraprendere un percorso. Avevo provato ad andare in alcune palestre, solo che andava a finire sempre che mi ritrovavo nel mio angolino a fare tapis-roulant e basta.

Anche perché un personal trainer in una palestra ti segue fino ad un certo punto. E poi sì, vedevo tutti che sapevano fare, mi sentivo giudicata quando magari non era così, però non mi sentivo a mio agio, ecco.

Invece quando ho conosciuto voi, di AF Lab, mi son trovata subito a mio agio, anche a parlare di nutrizione, con la Dott.ssa, io mi sono subito sentita libera di poter esprimere le mie paure, le mie incertezze, di trovare con lei delle soluzioni e devo dire che anche nella mia alimentazione sta procedendo tutto per il meglio.

Mi sento più forte, non solo fisicamente ma anche mentalmente, riesco ad affrontare le giornate in modo completamente diverso. Cioè, io sento proprio che sto diventando più forte dalla mia quotidianità, la mia rinascita. Quando faccio attività fisica affronto la giornata serenamente perché mi sento più energica, mi sento a posto con me stessa, mi sento bene.

Partivo da una situazione che non era zero, era sottozero. Perché quando si ha una malattia come la mia non è che consumi la massa grassa ma anche la massa magra, per la situazione in cui ero arrivata io. Quindi io ho proprio dovuto ricostruire tutto, sia mentalmente che fisicamente e, con la collaborazione che avete tra di voi, non appena dico una cosa, riuscite subito a collaborare e a risolvere il problema, e per me questa è una cosa bellissima.

Sono riuscita a superare delle paure, a cambiare anche la mia alimentazione, a non aver paura di mangiare di più, a capire come calibrare ed avere un equilibrio che non riuscivo ad avere.

Avevo paura di non riuscire a trovare un equilibrio tra sport e nutrizione. Perché avevo bisogno di essere seguita a 360°. Cosa che purtroppo in altre situazioni non avevo trovato. Con AF Lab invece è stato proprio tutto un mondo nuovo per me, perché vengo seguita veramente in tutto.

Ho capito subito di aver fatto la scelta giusta. E un'altra cosa che per me è stata fondamentale è essere stata ascoltata, non mi sentivo invisibile. Io in AF Lab, nonostante sia distante fisicamente, mi sento veramente seguita.

Con il personal trainer lavoriamo sodo, perché si lavora sodo. Però mi sta anche insegnando a non essere, magari, troppo severa con me stessa e a imparare anche ad ascoltare il mio corpo.

Anche mentalmente sto ritrovando la mia disciplina, la mia organizzazione, il mio benessere mentale.

E poi la cosa bella con AF Lab è che anche le domande che a me sembravano magari stupide, che in passato non osavo fare, mi sento libera di farle perché mi viene spiegato tutto, perché non date per scontato. Siete i migliori per come seguite le persone, per come ci tenete, per la passione la trasmettete proprio. Trasmettete passione, costanza, il non procrastinare e non si ragiona più in questo modo: "ok ho raggiunto il mio obiettivo e ora che l'ho raggiunto mi fermo", aiutate proprio a farlo diventare uno stile di vita, secondo me è la cosa migliore che si possa fare.

Mi sento completamente rinata."

Conclusioni

Siamo giunti alla fine di questo percorso. Spero che tu abbia trovato illuminazione, conforto e conoscenza nelle mie parole, la stessa che dovrebbe guidarvi ogni giorno della tua vita perché cambiamento e sperimentazione nascono dalla voglia di conoscere, di scoprire e di migliorare.

In queste pagine ti ho affidato i miei studi, i miei pensieri e le mie ricerche. Mi (e ti) auguro tu possa farne buon uso e iniziare un percorso di cambiamento mentale e fisico totalizzante. Ricorda che se la voglia di cambiare non parte da te, non riuscirai mai a raggiungere i tuoi obiettivi.

Pensare alla salute è importante e dovresti occupartene ogni giorno. Come hai visto, esistono pochi e semplici accorgimenti per farlo. È un atto d'amore verso noi stessi che è davvero alla portata di tutti.

Il nostro corpo è fatto per muoversi, ogni giorno. Tra le necessità della moderna vita quotidiana e lo stress del lavoro, il tempo che riusciamo a dedicare a noi stessi è sempre minore. Spesso crediamo che passare un'ora in palestra sia solo una tortura non necessaria a conclusione di una giornata già troppo pesante. Ignoriamo i benefici che l'esercizio fisico può apportare a mente e corpo.

La perdita di tono muscolare con l'incedere dell'età è inevitabile. Per contrastarla è necessario svolgere attività fisica in modo regolare. Ogni allenamento può apportare dei benefici alla vita di tutti i giorni: inizia con piccoli passi, fatti guidare da un professionista o, ancora meglio, un team di professionisti, tieni un diario dei tuoi progressi e cura la tua alimentazione. Non basta passare ore e ore in palestra per essere in salute e sentirsi in forma: è essenziale che il cibo che mangiamo sia salutare per il nostro organismo. Evita di saltare i pasti e suddividili in momenti precisi della giornata; cerca di trovare gli alimenti che possono farti stare bene e sperimenta piatti e ricette sempre diversi per non andare incontro alla monotonia alimentare. Ogni tanto concediti uno strappo alla regola e, soprattutto, rilassati.

Le persone stressate sono più vulnerabili alle malattie e hanno più difficoltà a rimettersi in salute in seguito a un malanno. Inoltre lo stress, aumentando il cortisolo, favorisce l'aumento del peso.

È necessario ritagliarsi dei momenti di tranquillità e relax, staccare la spina, spegnere pc e telefono e attivare la serotonina, l'ormone del piacere.

Arrivato a questo punto avrai ben chiaro che per stare bene e in forma è necessario seguire poche e semplici regole, ogni giorno. Il tuo corpo è il tuo migliore amico e solamente tu puoi prendertene cura.

Se non tu, chi? Se non ora, quando?

Ringraziamenti

Questo libro non avrebbe potuto vedere la luce senza le tante persone che mi hanno portato a essere chi sono.

Grazie alla mia famiglia, alle mie solidi radici, al mio faro nel buio.

Grazie ai miei genitori e alle mie sorelle, che mi hanno sempre detto che potevo essere chiunque io volessi, dovevo solo crederci.

Grazie ai miei insegnanti, ai miei mentori, ai miei professori. Mi hanno guidato nella scoperta, mi hanno insegnato i principi, mi hanno messo in mano gli strumenti per ambire a progetti sempre più grandi.

Grazie ai miei colleghi di corso, che hanno condiviso con me lezioni, esami, laboratori e pausa caffè alle macchinette della facoltà. Con loro ho condiviso sogni e progetti.

Grazie ai miei amici, guide preziose nel sentiero del mio percorso. I primi a essersi messi in gioco per me, a mettere in pratica i miei insegnamenti, le mie "cavie" da palestra.

Grazie al mio amico Alessandro, che ha curato la prefazione di questo testo: senza la sua fiducia non sarei arrivato dove sono. Sono felice e onorato di avergli trasmesso tanto.

Grazie al mio team con cui collaboro ogni giorno, ai miei angeli custodi, ai miei compagni di avventura.

Grazie al piccolo Andrea, che ha scelto di essere speciale, che non si è mai arreso, che non si è mai fermato e che mai lo farà. La strada per noi è ancora ricca di scoperta e avventura.

Grazie a te, che hai letto queste pagine, che hai riposto fiducia nelle mie parole: spero di esserti stato d'aiuto.

Grazie infine a tutti gli sconosciuti che mi hanno dimostrato affetto e stima, che mi scrivono, mi chiedono consigli, che mi chiedono un parere e desiderano essere seguiti dal team di AF Lab.

Grazie a voi, che mi avete concesso il vostro tempo e mi avete accolto.

Grazie a tutti. Grazie davvero. Dal profondo dell'anima.

Andrea

Capitolo Bonus: Riflessioni

"Non è mai troppo tardi per diventare ciò che avresti potuto essere"

(anonimo)

Non esiste la formula matematica per la crescita e il miglioramento ma sicuro ne esiste una per il fallimento: cercare sempre di accontentare tutti.

Quando si cerca di accontentare tutti, di piacere a tutti, di dire "sì" a tutto, si finisce per dire "no" a sé stessi. È la cruda realtà dei fatti!

È un dato quasi scientifico ed è la precisa formula per l'infelicità!

Lavora su ciò in cui credi, impara a dire "no", fai ciò che vi fa stare bene e datti la possibilità di migliorare ogni giorno.

Lo devi a te stesso.

Ci sarà sempre qualcuno a cui non andrà a genio ciò che fai, ti giudicheranno, cercheranno di buttarti giù, ma se fa stare bene te, te ne fregherai e continuerai finché un giorno non cambieranno idea e vorranno stare dalla tua parte, succederà questo.

E anche se non ci vorranno stare non importa, perché tu sei in pace con te stesso e non devi dimostrare nulla a nessuno.

Sta a te decidere se crescere e spiccare il volo oppure rimanere piantato a terra nel comfort, continuando sempre a dire "sì" agli altri.

Impara a dire "sì" a te stesso e, come ho scritto all'inizio, non è la formula matematica per la crescita, ma di sicuro sarai sulla buona strada.

Un segreto che posso svelarti su come sono riuscito a raggiungere determinati obiettivi di crescita è: focus. Sono sempre stato concentrato sul processo, mai sull'evento.

Spiego meglio questa differenza.

Un atleta che firma un contratto da 50 milioni di dollari per giocare in una squadra di NBA è un evento che risulta da un processo.

Tu vedi e senti parlare di quel grande contratto, l'evento spettacolare di uno che è "diventato ricco", ma di solito ignori il processo che ha preceduto l'evento.

Il processo è la strada lunga e difficile che non vedi: gli allenamenti quotidiani di quattro ore, le operazioni ai legamenti strappati e le riabilitazioni, saper dire di "no" agli amici con cui sei cresciuto, tutto crea il viaggio che forma il processo.

Questa è una delle prime foto che ho scattato quando ho aperto AF LAB.

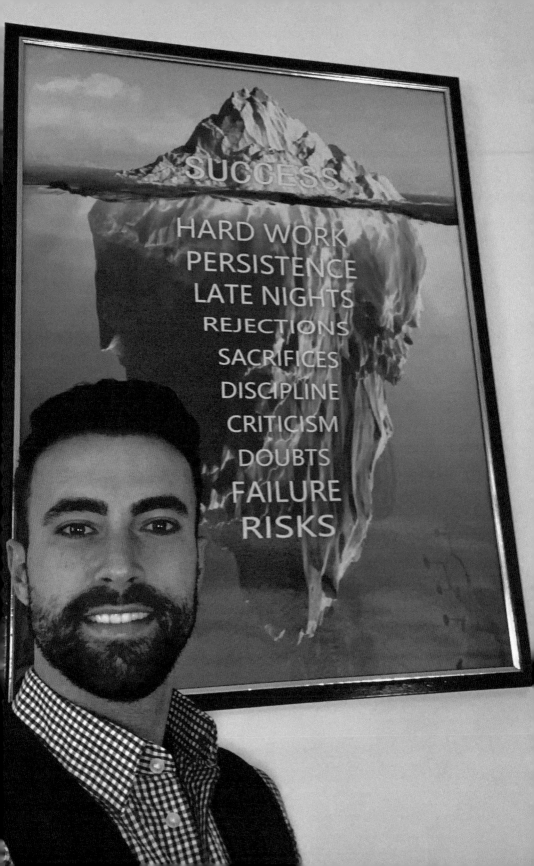

E questo quadro vuole comunicare proprio questo concetto.

AF Lab è stato un traguardo per me molto importante, ma l'apertura di questo centro è solo l'evento, la punta dell'iceberg, quello che vedono tutti.

Quello che non si riesce a vedere, è il processo che ha portato all'evento.

I sacrifici, le notti insonni, i "no" agli amici il sabato sera, la sveglia alle 5 per studiare prima di andare a lavoro e tanto tanto altro che ha portato a un obiettivo concreto, voluto.

Se vuoi ottenere qualcosa, concentrati sul processo e lascia stare l'evento.

Se lavori con testa, metodo e costanza raggiungerai il tuo risultato in modo quasi automatico, sarà un processo fisiologico.

Alcuni di voi, spesso, mi chiedono consigli riguardo la mia attività, la mia professione, il mio mindset, la mia crescita personale o su come io abbia fatto a costruirmi questa realtà vincente dal nulla, partendo da zero.

Mi chiedono come fare, quali percorsi seguire, quali sono i segreti del mio andare avanti apparentemente senza freno.

Rispondo sempre, riassumendo quelli che sono stati e sono tutt'ora, secondo me, tre principi fondamentali che mi hanno guidato, mantenendomi sempre nella giusta direzione.

1. Rimanere focalizzato solo e solamente su me stesso.

Può sembrare una frase egoistica, ma sfido chiunque a perdere il focus sulla propria crescita e raggiungere comunque i propri obiettivi. È impossibile.

La strada è solo una: investire su te stesso.

Sei l'unica persona che non può mai tradirti. Punto.

Sono sempre stato concentrato sul mio personale miglioramento, senza perdere tempo ed energia a guardare cosa fanno gli altri e come lo fanno. Non mi è mai importato.

Niente polemiche sui social, niente astio verso colleghi, niente litigi o scambi incattiviti di opinioni, nonostante ne abbia ricevuti molti.

Ma anche questo non importa, rimango in silenzio e faccio parlare i numeri al posto mio.

Basso profilo, testa bassa, poche parole e tanti fatti. Sempre col sorriso, perché alla fine siamo solo di passaggio ed è importante passare lasciando il ricordo migliore di noi.

2. Autodisciplina e senso del dovere.

Due cose che spesso mi tengono sveglio la notte, che mi riempiono la testa di pensieri sulle cose da fare e da portare a termine secondo micro-scadenze giornaliere e settimanali che mi auto-impongo.

A volte anche in maniera troppo rigida, risultando troppo severo con me stesso.

Ma ho capito che è il prezzo da pagare per gratificarmi e vedere fiorire le mie potenzialità. Il piacere a lungo termine è più faticoso sì, ma infinitamente più appagante e pieno rispetto al piacere e breve termine che ti appaga temporaneamente, ma lascia subito quell'infinito vuoto impossibile da colmare.

3. Cerco di non identificarmi mai troppo con il mio lavoro (anche se gli dedico molto tempo).

Quello che faccio, lo faccio perché essenzialmente mi gratifica, mi dà serenità interiore ed è un modo per utilizzare al massimo le potenzialità.

Ciò che mi gratifica veramente?

Fare nel miglior modo possibile le cose che faccio.

Mettendo tutto me stesso, andando a ricercare quella perfezione che non arriva mai. Ma ne sono consapevole: punto sempre alla luna, mal che vada avrò camminato tra le stelle.

Che poi questo lo abbia fatto nel settore della salute, dell'osteopatia e del fitness è dettato solo da circostanze frutto del caso della vita e dalle sue variabili.

Ma io non sono né un osteopata, né un coach, né un imprenditore. Sono solo Andrea, che cerca di fare al meglio ciò che ha scelto di fare, dando il giusto valore alle cose e, soprattutto, senza perdere di vista tutto ciò che di bello c'è intorno a me, dagli affetti della famiglia, alla natura, agli amici, all'amore delle persone.

Questo è quello che cerco di fare ogni giorno durante il mio percorso.

Non sempre ci riesco, ma la presenza di questi valori mi permette di non perdere mai la strada giusta da percorrere.

Ad oggi, capita di parlare e confrontarmi con molte persone durante la mia giornata.

Percepisco sempre di più questa ricerca della scorciatoia, del "trucchetto" per raggiungere i risultati il prima possibile, di evitare la fatica e il sacrifico per raggiungere un obiettivo, che sia il dimagrimento, l'aumento di massa magra, l'eliminare un dolore che ci portiamo da anni per delle abitudini posturali scorrette, il miglioramento di una performance e tanti altri obiettivi che si possono prefissare nel mondo dell'allenamento, dello sport, della vita.

Tutti vogliono i risultati, ma in pochi sono disposti a mettersi in gioco al 100% per raggiungerli.

Ricordo che quando giocavo a calcio molto spesso capitava che ci allenavamo sotto la pioggia, il freddo, il fango, in qualsiasi condizione climatica.

Poi arrivava la domenica, avevi sacrificato il tuo sabato sera andando a letto presto, ti svegliavi all'alba la mattina, ti facevi 50 km per raggiungere il paese dove si giocava quella domenica, nemmeno ti rimborsavano la benzina e magari il mister non ti faceva giocare nemmeno 1 minuto.

Morale della favola: avevi dato il massimo durante la settimana, ti eri impegnato al 100%, avevi detto "no" anche a quella ragazzetta che ti aveva chiesto di uscire il mercoledì pomeriggio, per cosa?

Per congelarti 90 minuti in panchina la domenica.

Ma non importava, il lunedì si tornava lì, al campo, ad allenarsi, sotto la pioggia, freddo, fango, vento, a testa bassa, in silenzio, senza fare un fiato, cercando di dimostrare al mister che quel posto da titolare lo meriti veramente tu.

E alla prima opportunità, dopo migliaia di minuti passati in panchina, facevi gol.

I sacrifici, per quanto mi riguarda, mi hanno sempre ripagato e dato tante soddisfazioni che a parole non riesco a spiegare.

Ad oggi, quando viene un ragazzo da me che non è disposto a dare il 100% per raggiungere il suo obiettivo gli faccio sempre questo discorso, facendogli capire che non esistono scorciatoie, trucchetti o frullati magici per migliorare, esiste la giusta guida che ti indirizzi nel miglior modo verso l'obiettivo.

Esiste la fatica, il sacrificio, la disciplina e la fame di volere fortemente quella cosa.

Altrimenti in panchina ci rimani tutta la vita, non solo la domenica.

Seminate, seminate con etica e i giusti strumenti, anche con un pizzico di follia, credeteci fino in fondo e tutto quello che raccoglierete sarà soltanto una conseguenza di ciò che avete seminato.

Solo in questo modo potrete raggiungere risultati straordinari.

Parola di Doc!

Un regalo per te!

Per te che hai acquistato questo libro, voglio farti un regalo!

Scansiona il QR Code e ricevi una consulenza esclusiva gratuita per essere seguito nel tuo percorso di trasformazione psico-fisica direttamente da me e dal team di AF Lab!

In più ti verrà assegnato un bonus speciale che ti sveleremo in fase di consulenza.

Scansiona il QR Code. I posti sono limitati. Ti aspetto!

Contatti

Per approfondimenti di qualsiasi tipo puoi scrivermi su questa mail:
info@andreaforiglio.it

Siti web:
www.aflabroma.com
www.andreaforiglio.it

Canali social personali:
IG: @dottforiglio
FB: Dr. Andrea Foriglio – Osteopata e Coach
Tik Tok: @dottforiglio

Canali social AF Lab:
IG: af_lab_roma
FB: AF Lab – Roma
Tik Tok: af_lab_

Printed in Great Britain
by Amazon

17101954R00096